全国中医药行业高等教育"十三五"创新教材

中医导引方法

（供康复医学、中西医临床医学、中医学、中医养生学等专业用）

主编　严蔚冰

U0335511

中国中医药出版社

·北　京·

图书在版编目（CIP）数据

中医导引方法 / 严蔚冰主编 . —北京 : 中国中医
药出版社 , 2019.9
全国中医药行业高等教育"十三五"创新教材
ISBN 978-7-5132-5694-0

Ⅰ . ①中… Ⅱ . ①严… Ⅲ . ①导引－高等学校－教材
Ⅳ . ① R247.4

中国版本图书馆 CIP 数据核字 (2019) 第 184724 号

中国中医药出版社出版
北京经济技术开发区科创十三街 31 号院二区 8 号楼
邮政编码　100176
传真　010-64405750
山东百润本色印刷有限公司印刷
各地新华书店经销

开本 787×1092　1/16　印张 14.75　字数 333 千字
2019 年 9 月第 1 版　2019 年 9 月第 1 次印刷
书号　ISBN 978-7-5132-5694-0

定价　58.00 元
网址　www.cptcm.com

社 长 热 线　010-64405720
购 书 热 线　010-89535836
维 权 打 假　010-64405753

微信服务号　zgzyycbs
微商城网址　https://kdt.im/LIdUGr
官 方 微 博　http://e.weibo.com/cptcm
天猫旗舰店网址　https://zgzyycbs.tmall.com

全国中医药行业高等教育"十三五"创新教材

《中医导引方法》编委会

主　编　严蔚冰

编　委　关　鑫　梁凤霞　罗从风　李殿友
　　　　李利军　孙萍萍　唐　巍　王海丽
　　　　王　典　严石卿

插　画　范峤青　严克勤

前　言

当代中医药教育需要培养理论扎实、实践丰富兼具文化自信的新时代复合人才。自 2017 年中医导引学回归中医药高等院校教育体系以来，该课程受到师生的广泛欢迎，上海中医药大学提出将中医导引学创建为核心课程的新要求。通过学科细化，中医导引学课程分为中医导引经典、中医导引方法和中医导引治疗学。

中医导引方法是一门中医特有的学科，既要求中医人"知行合一"，也要求患者必须积极参与到疾病的预防、治疗、康复中来，其涉及学科范围广泛，是临床、康复和养生等专业的必修课之一。《中医导引方法》在编写过程中，坚持"源自经典、服务临床"的宗旨，收录了历代导引行气理论、方法之精华，同时又突出了中医导引"绿色、安全、有效和易普及"的特点，以服务于"健康中国"战略。

2016 年 10 月 25 日，中共中央、国务院印发实施了《"健康中国 2030"规划纲要》，旨在推进健康中国建设，提高人民健康水平。

要实现这一目标，首先要弄清楚什么是健康。世界卫生组织（WHO）对健康的定义如下："健康不仅仅是没有疾病，而是在躯体、精神、道德和社会适应性上都是良好的状态。"我国传统文化对健康的定义是：身体康泰，心理安宁，能自强不息地为社会作贡献者方为健康。

只有建立起正确的健康理念，再学习、应用保持身心健康的方法，才能真正成为"健康的第一责任人"。

中医学崇尚"上工治未病"，把保持健康的方法和疾病治疗的手段进行了区分。前者注重疾病预防、宝命全形和病后回生（康复）等，后者侧重于疾病的诊断和治疗。

中医导引方法是研究健康的学问，其特点在于医患双方均需积极地参与和实践。医生以导引方祛病疗疾，增强疗效，以导引法提高免疫力。患者在接受常规药物和外治法治疗的同时，配合导引方法可得"里应外合，事半功倍"之效。这种方式符合《黄帝内经》中"圣人杂合以治"的指导思想。

《中医导引方法》将历代传承的导引方法进行了分类梳理，以便于学习、实践和应用。从现存史料典籍来看，在疾病治疗、康复的临床应用中，"导引方"一直为医家所重视。战国时期的《吕氏春秋》、西汉的《引书》、隋代的《诸病源候论》分别代表了不同时期导引方的应用和成就。

《吕氏春秋·古乐》中记载着最早的导引方——舞，用以伸展筋骨、宣导气血。其法虽简，但绿色安全，易于传播推广。《吕氏春秋·古乐》有曰："昔陶唐氏之始，阴多，滞伏而湛积，水道壅塞，不行其原，民气郁阏而滞著，筋骨瑟缩不达，故作为舞以宣导之。"

《引书》共112枚竹简，强调人要顺应自然规律，记载了论病及导引对治方法、论病起因缘及吐纳导引对治方法、论人之所以得病及吐纳导引对治方法。整部《引书》从病起因缘到对治方法全部采用吐纳、行气、抻引方。

隋代，太医院巢元方奉诏倾全国之力编撰《诸病源候论》。全书分67门，载列"养生导引法"或"养生法"289条，除去重复的76条，共有213种导引法。《诸病源候论》的问世，标志着导引法在治疗上的应用已经进入全面成熟与完善的阶段。

导引法是以中医学经典理论为指导的方法体系，与导引方相较，更为系统，便于传承与普及。如今我们耳熟能详的五禽戏导引法、坐姿八段锦导引法、易筋经十二势导引法都是其中的代表。

汉末五禽戏，以"五行学说"为指导，五禽导引势与五行、五脏相应。《后汉书·方术列传·华佗传》载："吾有一术，名五禽之戏……亦以除疾，兼利蹄足，以当导引。体有不快，起作一禽之戏，怡而汗出，因以著粉，身体轻便而欲食。"

相传源自南北朝时期的易筋经十二势导引法，以"经络学说"和"经筋理论"为指导，通过逐筋疏导，达到强筋壮骨、濡养脏腑的效果。《易筋经·总论》曰："筋弛则病，筋挛则瘦，筋靡则痿，筋弱则懈，筋缩则亡。筋壮则强，筋舒则长，筋劲则刚，筋和则康。"

源自宋代，成熟于明初的坐姿八段锦导引法以"八卦学说"为指导。导引诀曰："循环次第转，八卦是良因。"坐姿八段锦通过对人体首、腹、股、足、耳、目、手、口8个部位进行导引调摄，以利关节，调气血，阴平阳秘，定心安神。

导引势是组成导引方和导引法的基础部分。其特点是外在的形体与内在的气机相吻合，形成了活态的"势"。行导引之时以外在肢体引动内在气机，以内在气血荣养外在筋骨，既有别于西方体操，也不刻意要求"三调合一"。

导引势可分为四类。一是肢体导引，其又可细分为整体导引和局部导引，通过舒展筋骨、活动关节，达到形正筋柔、气血畅达的功效。二是仿生导引，即模仿动物的形态和神韵，达到放松身心和行气升阳的功效。三是小劳术，其适时应用，可消除疲劳。宋代蒲虔贯《保生要录·调肢体门》曰："养生者，形要小劳，无至大疲。故水流则清，滞则浊。养生之人欲血脉常行如水之流。坐不欲至倦，行不欲至劳。频行不已，然宜稍缓，即是小劳之术也。"四是导引存神，不拘站、行、坐、卧，配合内观、存想等法可涵养精神。

在世界卫生组织定义的健康百分比中，占比60%的因素是"健康的生活方式"，而中医药学就是我们祖先传承下来，适合我们中华儿女的健康生活方式。中医导引方法不仅可以用于疾病的诊疗，而且还是维护国民健康的有力抓手。希望本教材在帮助广大中医学子丰富理论、拓展视野、掌握实用的中医导引方法、增强文化自信之余，能培养出一批专业的中医导引人才，让健康的理念和方法进入千家万户，让更多的人了解和践行这一古老而又新兴的"健康医学"，为人类的健康作出贡献。

严蔚冰

2019年6月10日

编写说明

中医导引方法是中医学特有的一门学科，是关于中医导引学的理论、技法和思维方法的知识体系。本教材是在全国中医药行业高等教育"十三五"创新教材《中医导引学》的基础上，对历代导引医学典籍中用于病症治疗、康复的导引方和用于养生、治未病的导引法进行系统的梳理、归纳和总结。

本教材的编写指导思想秉承"以人为本"的教育理念，坚持"源自经典，传承发展，理论与实践相结合"的编写思路，以保持中医导引学特色为宗旨，注重中医导引方法体系的完整性、系统性和科学性，在对历代导引方和导引法梳理总结的同时，以图文并茂的形式，阐释了导引方法的实践要点和操作步骤，做到理论与实践相结合，不但丰富了中医非药物疗法，还有助于充分发挥"绿色安全"的中医导引在疾病预防、临床治疗和慢病康复中的独特作用，科学系统地指导患者积极参与到疾病的预防、治疗和康复中，使每个人都能成为自己健康的第一责任人。

本教材在编写过程中得到了上海中医药大学、湖北中医药大学、安徽中医药大学及上海市中医文献馆的大力支持，在此一并表示感谢。

本教材第一章由严蔚冰、唐巍、梁凤霞编写，第二章由严蔚冰、罗从风、关鑫、李利军编写，第三章由严蔚冰、严石卿、王海丽、李殿友编写，第四章由严蔚冰、严石卿、孙萍萍、王典编写。

本教材适用于康复医学、中西医临床医学、中医学、中医养生学等专业使用。

本教材的编写，限于时间和经验，若有不当之处，我们诚恳地期望各位学界专家、老师和学生提出宝贵意见，以便进一步修改提高。

《中医导引方法》编委会

2019 年 6 月

目　录

第一章 认识导引 ▷▷▷▷

　　学习导引医学之理法，需要依据经典寻根溯源、明师指点和勤学苦练。纵观中医学史，导引按跷和汤液、经脉医学在古代均属主流医学，导引按跷作为主动治疗的方法传承至今，是因其安全有效。导引按跷，唐代释慧琳《一切经音义》注云："凡人自摩自捏，伸缩手足，除劳去烦，名为导引。若使别人握搦肢体，或摩或捏，即名按摩也。"与其同时代的王冰注曰："按，谓折按皮肉；跷，谓捷举手足。导引按跷，中人用为养神调气之正道也。"

　　西汉的《引书》和隋代巢元方的《诸病源候论》等，都是以 1～2 个导引势的形式对治疾病，这是最古老的导引处方。但是，导引无论怎么传承都是不离其宗。导引的功效是"导气令和，引体令柔"。明代的高濂经过导引实证，又续了八个字"气和体柔，长生可求"。导引作为保持健康、治未病、治病、康复和长寿的良方，一直在民间有识之士中传承。

第一节 《黄帝内经》

　　《黄帝内经》，简称《内经》，是我国第一部医药学经典，由《素问》和《灵枢》组成。黄帝是华夏三皇之一、华夏民族的祖先，为拯救子民于灾病，黄帝向岐伯、雷公等贤人学习医术，著《素问》和《灵枢》，合称《黄帝内经》。何为"内经"？内是指向内求；经者，常也。内经，即欲要保持身心健康，首先要把散乱的心收回来，用以觉知体内的气息和气血运行，内观五脏之气等，这是一个非常重要的健康理念和方法。《内经》告诫人们要"法于阴阳，和于术数，食饮有节，起居有常，不妄作劳"。若要保持健康，必须遵循健康的生活方式，在学习求助于外援的医疗方法（针、灸、砭、药等）之余，还需要认真学习践行导引行气之法才是里应外合、杂合以治的黄帝医学。黄帝医学的智慧是充分调动自身的主观能动性，在第一时间内觉察到身心的不适和烦恼，先向内求、内观，行导引按跷、吐故纳新来调摄，使身心始终保持在舒适安乐的状态。

一、保命全形

　　黄帝问曰：天覆地载，万物悉备，莫贵于人。人以天地之气生，四时之法成。君王众庶，尽欲全形。（《素问·宝命全形论》）

　　黄帝曰：人始生，先成精，精成而脑髓生，骨为干，脉为营，筋为刚，肉为墙，皮肤坚而毛发长。谷入于胃，脉道以通，血气乃行。

雷公曰：愿卒闻经脉之始生。黄帝曰：经脉者，所以能决死生，处百病，调虚实，不可不通。（《灵枢·经脉》）

上古之人，其知道者，法于阴阳，和于术数，食饮有节，起居有常，不妄作劳，故能形与神俱，而尽终其天年，度百岁乃去。

今时之人不然也，以酒为浆，以妄为常，醉以入房，以竭其精，以耗散其真，不知持满，不时御神，务快其心，逆于生乐，起居无节，故半百而衰也。（《素问·上古天真论》）

（一）独立守神

余闻上古有真人者，提挈天地，把握阴阳，呼吸精气，独立守神，肌肉若一，故能寿敝天地，无有终时，此其道生。（《素问·上古天真论》）

至真之要，在乎天玄，神守天息，复入本元，命曰归宗。（《素问·刺法论》）

（二）精神内守

夫上古圣人之教下也，皆谓之虚邪贼风，避之有时，恬惔虚无，真气从之，精神内守，病安从来。（《素问·上古天真论》）

（三）智者养生

智者之养生也，必顺四时而适寒暑，和喜怒而安居处，节阴阳而调刚柔，如是则僻邪不至，长生久视。（《灵枢·本神》）

（四）谨和五味

谨和五味，骨正筋柔，气血以流，腠理以密，如是则骨气以精。谨道如法，长有天命。（《素问·生气通天论》）

二、导引按跷

黄帝问曰：医之治病也，一病而治各不同，皆愈何也？岐伯对曰：地势使然也……中央者，其地平以湿，天地所以生万物也众。其民食杂而不劳，故其病多痿厥寒热，其治宜导引按跷。故导引按跷者，亦从中央出也。（《素问·异法方宜论》）

形苦志乐，病生于筋，治之以熨引。（《灵枢·九针论》）

黄帝曰：余受九针于夫子，而私览于诸方，或有导引行气，按摩灸熨，刺焫饮药之一者，可独守耶？将尽行之乎？（《灵枢·病传》）

理血气而调诸逆顺，察阴阳而兼诸方，缓节柔筋而心和调者，可使导引行气。疾毒言语轻人者，可使唾痈咒病。爪苦手毒，为事善伤者，可使按积抑痹。（《灵枢·官能》）

手屈而不伸者，其病在筋，伸而不屈者，其病在骨，在骨守骨，在筋守筋。（《灵枢·终始》）

（一）导引气血

气有余于上者，导而下之。（《灵枢·阴阳二十五人》）

血实宜决之，气虚宜掣引之。（《素问·阴阳应象大论》）

（二）按

寒气客于肠胃之间，膜原之下，血不得散，小络急引故痛，按之则血气散，故按之痛止。

寒气客于背俞之脉则脉泣，脉泣则血虚，血虚则痛……按之则热气至，热气至则痛止矣。（《素问·举痛论》）

（三）五劳

久视伤血，久卧伤气，久坐伤肉，久立伤骨，久行伤筋，是谓五劳所伤。（《素问·宣明五气》）

三、移精变气

黄帝问曰：余闻古之治病，惟其移精变气，可祝由而已。今世治病，毒药治其内，针石治其外，或愈或不愈，何也？

岐伯对曰：往古人居禽兽之间，动作以避寒，阴居以避暑，内无眷慕之累，外无伸宦之形，此恬憺之世，邪不能深入也。故毒药不能治其内，针石不能治其外，故可移精祝由而已。（《素问·移精变气论》）

祝由治病是一种古老的方法，其主要的方法之一是"持咒"，持咒的目的是移精变气，若患者自己持咒也是一种自我导引、自我疗愈的方法，此法在《诸病源候论》中有记载。

四、导引治息积

帝曰：病胁下满，气逆，二三岁不已，是为何病？岐伯曰：病名曰息积，此不妨于饮食，不可灸刺，积为导引服药，药不能独治也。（《素问·奇病论》）

五、导引治肾病

所有自来肾有久病者，可以寅时面向南，净神不乱思，闭气不息，七遍，以引颈咽气顺之，如咽甚硬物。如此七遍后，饵舌下津，令无数。（《素问·刺法论》）

六、存想防疫

黄帝曰：余闻五疫之至，皆相染易，无问大小，病状相似，不施救疗，如何可得不相移易者？

岐伯曰：不相染者，正气存内，邪不可干。避其毒气，天牝从来，复得其往，气出于脑，即不邪干。气出于脑，即室先想心如日。欲将入于疫室，先想青气自肝而出，左行于东，化作林木。次想白气自肺出，右行于西，化作戈甲。次想赤气自心而出，南行于上，化作焰明。次想黑气自肾而出，北行于下，化作水。次想黄气自脾而出，存于中央，化作土。五气护身之毕，以想头上如北斗之煌煌，然后可入于疫室。(《素问·刺法论》)

第二节　诸子论导引

一、《道德经》

李耳著《道德经》五千言，言人道、地道、天道和自然之道，告诫人们要蓄德，要知足、知止、守虚静。《道德经》虽然不是医学专著，但其学说与医道相通，如天人合一、以人为本等，形成了"黄老学说"。

(一) 圣人之治

是以圣人之治，虚其心，实其腹，弱其志，强其骨，常使民无知无欲，使夫知者不敢为也。为无为，则无不治。(《道德经》第三章)

治人事天，莫若啬。夫为啬，是谓早服；早服谓之重积德；重积德则无不克；无不克则莫知其极；莫知其极，可以有国；有国之母，可以长久；是谓深根固柢，长生久视之道。(《道德经》第五十九章)

(二) 赤子之心

含德之厚，比于赤子。毒虫不螫，猛兽不据，攫鸟不搏，骨弱筋柔而握固。(《道德经》第五十五章)

(三) 守中

天地之间，其犹橐籥乎。虚而不屈，动而愈出。多言数穷，不如守中。(《道德经》第五章)

(四) 抱一

载营魄抱一，能无离乎？专气致柔，能如婴儿乎？(《道德经》第十章)

(五) 守静

致虚极，守静笃，万物并作，吾以观其复。(《道德经》第十六章)

(六) 尊贵

道生之，德畜之，物形之，器成之。是以万物莫不尊道而贵德。道之尊，德之贵，

夫莫之爵而常自然。（《道德经》第五十一章）

二、圣人之学

孔子曰：君子有三戒：少之时，血气未定，戒之在色；及其壮也，血气方刚，戒之在斗；及其老也，血气既衰，戒之在得。（春秋·孔子《论语·季氏第十六》）

仲尼曰：若一志，无听之以耳而听之以心，无听之以心而听之以气。听止于耳，心止于符。气也者，虚而待物者也。唯道集虚。虚者，心斋也。（战国·庄周《庄子·人间世》）

三、浩然之气

我善养吾浩然之气。敢问何谓浩然之气？曰：难言也。其为气也，至大至刚，以直养而无害，则塞于天地之间。其为气也，配义与道；无是，馁也。（战国·孟子《孟子·公孙丑》）

四、养形之人

若吹呴呼吸，吐故纳新，熊经鸟伸，凫浴蝯躩，鸱视虎顾，是养形之人也，不以滑心，使神滔荡而不失其充，日夜无伤，而与物为春，则是合而生时于心也。（西汉·刘安《淮南子·精神训》）

夫形者，生之舍也；气者，生之充也；神者，生之制也。一失位则三者伤矣。（西汉·刘安《淮南子·原道训》）

平易恬惔，则忧患不能入，邪气不能袭，故其德全而神不亏……其神纯粹，其魂不罢。虚无恬惔，乃合天德。（战国·庄周《庄子·刻意》）

五、导引之士

吹呴呼吸，吐故纳新，熊经鸟申，为寿而已矣。此导引之士，养形之人，彭祖寿考者之所好也。（战国·庄周《庄子·刻意》）

人之生，气之聚也，聚则为生，散则为死。（战国·庄周《庄子·知北游》）

六、《吕氏春秋》

昔陶唐氏之始，阴多，滞伏而湛积，水道壅塞，不行其原，民气郁阏滞著，筋骨瑟缩不达，故作为舞以宣导之。（战国·吕不韦《吕氏春秋·古乐》）

长也者，非短而续之也，毕其数也。毕数之务，在乎去害。何谓去害？大甘、大酸、大苦、大辛、大咸，五者充形则生害矣。大喜、大怒、大忧、大恐、大哀，五者接神则生害矣。大寒、大热、大燥、大湿、大风、大霖、大雾，七者动精则生害矣。故凡养生，莫若知本，知本则疾无由至矣。（战国·吕不韦《吕氏春秋·季春纪》）

第三节　史书与导引

江傍家人常畜龟饮食之，以为能导引致气，有益于助衰养老。（西汉·司马迁《史记·龟策传》）

原弃人间事，欲从赤松子游耳，乃学辟谷，道引轻身。（西汉·司马迁《史记·留侯世家》）

臣闻上古之时，医有俞跗，治病不以汤液醴酒，镵石挢引，案扤毒熨……（西汉·司马迁《史记·扁鹊仓公列传》）

《黄帝杂子步引》十二卷，《黄帝岐伯按摩》十卷。（汉·班固《汉书·艺文志》）

古之仙者，为导引之事，熊经鸱顾，引挽腰体，动诸关节，以求难老。吾有一术，名五禽之戏：一曰虎，二曰鹿，三曰熊，四曰猿，五曰鸟。亦以除疾，兼利蹄足，以当导引。（南朝宋·范晔《后汉书·方术列传·华佗》）

熊经鸟伸，虽延历之术，非伤寒之理；呼吸吐纳，虽度纪之道，非续骨之膏。（南朝宋·范晔《后汉书·崔骃列传》）

矫慎，字仲彦，扶风茂陵人也。少好黄老，隐遁山谷，因穴为室，仰慕松、乔导引之术。（南朝宋·范晔《后汉书·逸民传》）

第二章　基础方法 ▷▷▷▷

导引行气方是导引医学应用于临床的一种主要形式，其依据患者的证候设计导引势和开具导引处方。大凡设计导引方，都要有起势与收势，还要有适宜的环境和禁忌。

此外，由于证候不同，采用的姿势也应有所变化，如"有火者，开目，无火者，闭目……欲气上行以治耳目口鼻之病，则屈身为之；欲气下行以通二便，健足胫，则偃身为之；欲引头病者，仰头；欲引腰足病者，视脚"（《医学汇函》）。

第一节　导引次第

是知五劳之损，动静所为，五禽之导，摇动其关。然人之形体，上下相承；气之源流，升降有叙。比日见诸导引文，多无次第，今所法者，实有宗旨。

其五体和平者，依常数为之；若一处有所偏疾者，则于其处加数用力行之。

凡导引，当以丑后卯前，天气清和日为之。先解发，散梳四际，上达顶，三百六十五过，散发于后，或宽作髻亦得。烧香，面向东坐，平坐握固，闭目思神，叩齿三百六十过，乃纵体平气，依次为之。

先闭气，以两手五指交叉，反掌向前，极引臂，拒托之。良久，即举手反掌向上极臂。即低左手，力举右肘，令左肘臂按著后项，左手向下力牵之。仍亚向左，开右腋，努胁为之。低右举左亦如之。即低手钩项，举两肘，偃胸，仰头向后，令头与手前后竞力为之。即低手钩项，摆肘捩身，向左向右。即放手两膝上，微吐气通息。又从初为之三度。（宋·张君房《云笈七签》）

一、起势与收势

凡行导引按跷法，外部清洁要做好，以站姿或坐姿面向南，坐稳或站稳后做微调如垂帘、咬牙、舌抵上腭，自上而下放松，调匀鼻息。坐姿要坐稳，上身要保持正直，行导引时要有恭敬心。

（一）导引起势

《导引经》云：清旦未起，啄齿二七，闭目握固，漱满唾，三咽气。寻闭而不息，自极，极乃徐徐出气，满三止。便起……（梁·陶弘景《养性延命录·导引按摩篇》）

起势除了调整姿势外，还要调整情势，要有恭敬心，这是孙思邈提出来的，然后才是啄齿、鼓漱、咽津等。此法可视为一切导引行气法之起势，不可忽略。

（二）导引收势

导引毕，平坐纵体，摩两手掌令温，乘额向上三九过。摩掌后，拭目三九过。即以两手中指、无名指按鼻左右上下二七过摩之，以食指、中指叉耳向上耸之三五过，便以虎口叉耳，向后修旋耳轮三五过。摩掌令热，摩拭面上气温温热，摩颈项、胸臆、两乳数十过。即摩持臂，上至肩下至手背上，数十过。即两手互相搦挍回转之，如洗手状，急用力为之数十过。即摩按心腹腰髀等处都毕，气息调平坐，服气如法。然终须从首至足，令相承取通也。（唐·司马承祯《修真精义杂论·导引论》）

此乃导引行气之收势，切忌导引时突然中断不做收势。上述导引行气之起势与收势，以及导引时宜等，三者至关重要，须遵之、守之、行之。

二、导引时宜

若无病患，常欲得旦起、午时、日没三辰，如用，辰别二七。（隋·巢元方《诸病源候论》）

《养生要集》云：率导引常候天阳和温、日月清静时，可入室。甚寒、甚暑，不可以导引。又云：《导引经》云：凡导引调气养生，宜日别三时为之，谓卯、午、酉时。临欲导引，宜先洁清。（日·丹波康赖《医心方·导引第五》）

一日之中，有三个时段比较适宜导引行气：一是清晨，阳气上升之时；二是午时前，即吃午饭前行导引，可以消除上午的疲劳，以小劳术和静坐片刻为主；三是太阳下山前，可以消除下午的工作疲劳。遇极端天气亦不可以导引，睡前不宜行大导引，以免影响睡眠。

第二节　伸筋拔骨

伸筋拔骨乃导引势之要诀。行导引势是等身长度之"伸筋"，而不是用外力和器材来"拉筋"。近年来热传的"筋长一寸，寿延十年"既无经典依据，也无科学道理，不足采信。人体筋的长短与寿命之长短乃至健康与否没有因果关系。

导引势主要由肢体导引来完成，有动和静两类。其中动又分大动和小动，姿势有站、坐、行；静则以坐为主，还可以采用卧姿。导引势以伸筋拔骨来调营理卫和濡养经筋，最终达到强筋壮骨的功效。

一、十二大节

夫人生于地，悬命于天，天地合气，命之曰人。人能应四时者，天地为之父母；知万物者，谓之天子。天有阴阳，人有十二节；天地寒暑，人有虚实。（《素问·宝命全形论》）

经曰：人之身十二大节，三百六十小骨，孔孔相对，脉脉相通，新气与故气交错其间，新气或顿阻，或循行，故气或流通，或壅滞，或俱塞，或并驰。（宋·曾慥《道枢·太清养生下篇》）

夫肢体关节，本资于动用；经脉荣卫，实理于宣通。今既闲居，乃无运役事。须导引以致和畅。户枢不蠹，其义信然。人之血气精神者，所以奉生而周其性命也。（宋·张君房《云笈七签》）

人有大谷十二分，大谷者，言关节之最大者也。节之大者，无如四肢，在手者肩肘腕，在足者踝膝髋，四肢各有三节，是为十二分。（明·张介宾《类经·诸脉髓筋血气溪谷所属》）

除了四肢十二节外，导引还涉及脊椎、手足等关节。易筋导引和洗髓导引是借助四肢百骸的伸缩，起到刺激经筋和骨膜的作用，达到濡养经筋和强筋壮骨的功效。

二、四肢与头

此四肢八溪之朝夕也。四肢者，两手两足也。八溪者，手有肘与腋，足有胯与腘也。此四肢之关节，故称为溪。朝夕者，言人之诸脉髓筋血气，无不由此出入，而朝夕运入不离也。《邪客篇》曰：人有八虚，皆机关之室，真气之所过，血络之所游，即此之谓。一曰：朝夕即潮汐之义，言人身气血往来，如海潮之消长，早曰潮，晚曰汐者，亦通。（明·张介宾《类经·诸脉髓筋血气溪谷所属》）

人有四肢十二大节，阳主四肢，头部亦然。

四肢者，诸阳之本也。

结阳者肿四肢。

四肢皆禀气于胃而不得至经，必因于脾乃得禀，脾虚则四肢不用。

四肢懈惰，此脾精之不尔行也。（明·沈子禄《经络全书》）

头者，精明之腑；背者，胸之腑；腰者，肾之腑；膝者，筋之腑；髓者，骨之腑。又：诸骨皆属于目，诸髓皆属于脑，诸筋皆属于节，诸血皆属于心，诸气皆属于肺。此四肢八溪之朝夕也。（宋·张君房《云笈七签》）

三、手与足

掌受血而能握。掌得之则神在手，故把握固矣。指受血而能摄。指得之则神在指，故摄持强矣。（明·张介宾《类经·诸脉髓筋血气溪谷所属》）

人体十二经筋皆起于手指与足趾，一只手共有 27 块形状各异的骨，其中腕骨 8 块、14 块指骨、5 块掌骨，由 59 条筋（韧带）连接，一双手共 54 块手骨、118 条筋、30 个关节。

足受血而能步。足得之则神在足，故步履健矣。（明·张介宾《类经·诸脉髓筋血气溪谷所属》）

一只脚共有 26 块形状各异的骨，由 200 多条筋（韧带）连接。一双脚有 52 块骨和 400 多条筋，以及 66 个关节。另外，从脚底到脚趾有一层厚厚的结缔组织，称为足底筋膜，足底筋膜对脚部组织有支持和加固作用。

人体共有 206 块骨，手足就占了 106 块。这是现代运动生理学的描述。而中医学则将人体错综复杂的筋区分成十二条（带状），其起点是手指与足趾，分别归于胸腹和头面，用十二经脉的名称来命名，导引势之握固、踮足等都始于经筋之起始点。

四、膝为筋之府

膝关节是人体最大的骨关节，筋皆系于膝关，故曰膝为筋之府。

骨也者，所以为一身之撑架，犹屋之有梁柱然也。屋非梁柱不能竖，人非有骨不能立也。经言：肾主骨，又言骨者髓之府，是惟肾气足，故髓充满，髓充满，故骨坚强也。（清·沈金鳌《沈氏尊生书》）

经筋联缀百骸，故维络周身，各有定位。虽然经筋所行之部多与经脉相同，然其所结盛之处，则惟四肢溪谷之间为最，以筋会于节也。筋属木，其华在爪……系于膝关。（明·张介宾《类经·十二经筋结支别》）

筋也者，所以束节络骨，绊肉弸皮，为一身之关纽，利全体之运动者也。其主则属于肝，故曰：筋者，肝之合。按人身之筋，到处皆有，纵横无算，而又有为诸筋之主者，曰宗筋……筋之总聚处，则在于膝。

《灵枢》云：诸筋者，皆属于节。节即膝也，所以屈伸行动，皆筋为之。（清·沈金鳌《沈氏尊生书》）

筋力坚强，所以连属骨节。如《宣明五气篇》曰："久行伤筋。"以诸筋皆属于节故也。（明·张介宾《类经·诸脉髓筋血气溪谷所属》）

五、踵与踵息

踵，俗称脚后跟。踵息，是导引行气之术语，指深长的呼吸。踵息出自《庄子》："古之真人……其息深深。真人之息以踵，众人之息以喉。"

庄子的这两句话，《性命圭旨》解释为："一切常人呼吸，皆随咽喉下，至中脘而回，不能与祖气相连，如鱼饮水而口进腮出，即庄子所谓众人之息以喉是也。若是至人呼吸，直贯明堂而上，至夹脊而流入命门，得与祖气相连，如磁吸铁，而同类相亲，即庄子所谓真人之息以踵是也。踵者，真息深深之义。"

常人之息乃后天之呼吸，用喉息为"浅息"，而有修炼的人呼吸是经过后天的训练，将后天之气与先天之气合而运行，其息可直达足少阴经筋等，谓"真息深深之义"。《道枢·呼吸篇》云："真人之息则以其踵是何也？斯贵其深者钦。"可见，这里讲的"踵"，并不是指生理部位的足后跟，而是指经筋。如《经络全书》有云：《灵枢》曰：足太阳之筋，循足外侧结于踵。又曰：足太阳之下，血气盛，则跟肉满，踵坚。气少血多，则瘦，跟空。血气皆少，则善转筋，踵下痛。"

第三节　咽喉与舌抵

导引时要求舌抵上腭、咬牙、鼓漱、咽津等是前行，还有呼、咳、吅等出气，都是为了疏导和清洁咽喉，使咽喉要道始终保持良好的状态。医云：喉以呼气，故喉气通于天；咽以咽物，故咽气通于地；会厌与喉，上下以司开阖，食下则吸而掩，气上则呼而出。是以舌抵上腭，则会厌能闭其咽矣。

一、关要

夫咽喉者，生于肺胃之上。咽者，咽也，主通利水谷，为胃之系，乃胃气之通道也，长一尺六寸，重六两。喉者，空虚，主气息出入呼吸，为肺之系，乃肺气之通道也，凡九节，长一尺六寸，重十二两。故咽喉虽并行，其实异用也。

然人之一身，惟此最为关要，一气之流行，通于六脏六腑呼吸之经。若脏腑充实，肺胃和平，则体安身泰。一有风邪热毒蕴积于内，传在经络，结于三焦，气凝血滞，不得舒畅，故令咽喉诸症种种而发。苟非见症随治，则风痰愈盛，热毒日深，渐至喉间紧闭，水泄不通，几何而不殒命耶？大抵风之为患，好攻上而致疾者，三十六症，内关咽喉为第一。（清·郑梅涧《重楼玉钥·喉科总论》）

二、咽喉说

呼者，因阳出，吸者，随阴入，呼吸之间，肺经主之。喉咙以下言六脏，为手足之阴；咽门以下言六腑，为手足之阳。盖诸脏属阴，为里；诸腑属阳，为表。以脏者，藏也，藏诸神流通也；腑者，府库，主出纳水谷糟粕转输之谓也。

自喉咙以下六脏，喉应天气乃肺之系也。以肺属金，乾为天，乾金也。故天气之道，其中空长，可以通气息。但喉咙与咽并行，其实两异，而人多惑之。盖喉咙为息道，咽中下水谷。其喉下接肺之气，一云喉中三窍者，非。果喉中具三窍，则水谷与气各从一窍而俱下，肺中、肺下无窍，何由传送水谷入于下焦？黄帝书云：肺为诸脏之华盖，藏真高之气于肺经也。故清阳出上窍，浊阴出下窍。若世人不知保元，风、寒、暑、湿、燥、火之六气，喜、怒、忧、思、悲、恐、惊之七情，役冒非理，百病生焉。（清·郑梅涧《重楼玉钥·咽喉说》）

三、咽喉要道

咽与喉，会厌与舌，此四者同在一门，其用各异。喉以呼气，故喉气通于天；咽以咽物，故咽气通于地；会厌与喉，上下以司开阖，食下则吸而掩，气上则呼而出。是以舌抵上腭，则会厌能闭其咽矣。四者相交为用，阙一则饮食废而死矣！此四者，乃气与食出入之门户最急之处。（金·张从正《儒门事亲》）

咽喉要道既可进亦可出，乃人之门户，导引方有舌抵上腭、鼓漱、咽津和咳、吹、呼等。呼吸、吞咽和语言功能对于正常人来说都是轻而易举的事，但对于那些有呼吸、吞咽和语言障碍的人来说则不然。明代张三锡在《经络考》中说：人体经脉几乎都在咽喉交会（除督脉、带脉和足太阳膀胱经外），有吞咽障碍会危及生命，故必须舌抵上腭。

第四节 导引与气脉

一、十二经脉

导引行气，调营理卫，气行经脉。经脉之正气均出于五脏，经脉是正气运行的通道。

经脉者，所以能决死生，处百病，调虚实，不可不通。(《灵枢·经脉》)

夫十二经脉者，人之所以生，病之所以成，人之所以治，病之所以起，学之所始，工之所止也，粗之所易，上之所难也。(《灵枢·经别》)

脉经者，所以行血气也。故荣气者，所以通津血，强筋骨，利关窍也。卫气者，所以温肌肉，充皮肤，肥腠理，司开阖也。又浮气之循于经者为卫气，其精气之行于经者为荣气，阴阳相随，内外相贯，如环之无端也。(宋·张君房《云笈七签·诸家气法部》)

二、奇经八脉

医家通常言十二正经，较少言及奇经八脉。张伯端上知天文，下知地理，善医卜，坐累充军岭南，自谓遇异人授以金液还丹诀，修炼于汉阴山中，丹成，返台州，传道授徒，著《悟真篇》《金丹四百字》《八脉经》等。后世李时珍著《奇经八脉考》，大量引用了张伯端《八脉经》的论述。

(一) 八脉

八脉者，冲脉在风府穴下，督脉在脐后，任脉在脐前，带脉在腰，阴跷脉在尾闾前、阴囊下，阳跷脉在尾闾后二节，阴维脉在顶前一寸三分，阳维脉在顶后一寸三分。凡人有此八脉，俱属阴神，闭而不开，惟神仙以阳气冲开，故能得道。(宋·张伯端《八脉经》)

奇经凡八脉，不拘制于十二正经，无表里配合，故谓之奇。盖正经犹夫沟渠，奇经犹夫湖泽。正经之脉隆盛，则溢于奇经，故秦越人比之天雨降下，沟渠溢满，霶霈妄行，流于湖泽。此发《灵》《素》未发之秘旨也。

八脉散在群书者，略而不悉。医不知此，罔探病机。仙不知此，难安炉鼎。时珍不敏，参考诸说，萃集于下，以备学仙、医者筌蹄之用云。(明·李时珍《奇经八脉考·奇经八脉总说》)

(二) 任督二脉

任督二脉，人身之子午也。乃丹家阳火阴符升降之道，坎水离火交媾之乡。

鹿运尾闾，能通督脉；龟纳鼻息，能通任脉。故两物皆长寿。此数说，皆丹家河车之妙也。(明·李时珍《奇经八脉考·督脉》)

(三) 阴跷脉

八脉者，先天大道之根，一气之祖。采之惟在阴跷为先，此脉才动，诸脉皆通。次督、任、冲三脉，总为经脉造化之源。而阴跷一脉，散在丹经，其名颇多，曰天根，曰死户，曰复命关，曰丰都鬼户，曰死生根。有神主之，名曰桃康，上通泥丸，下透涌泉。倘能知此，使真气聚散，皆从此关窍，则天门常开，地户永闭。尻脉周流一身，贯通上下，和气自然上朝，阳长阴消，水中火发，雪里花开。所谓天根月窟来往，三十六官都是春。得之者，身体轻健，容衰返壮，昏昏默默，如醉如痴，此其验也。

要知西南之乡，乃坤地尾闾之前，膀胱之后，小肠之下，灵龟之上。此乃天地逐日所生，气根产铅之地也。医家不知有此。（宋·张伯端《八脉经》）

跷脉者，少阴之别，起于然骨之后，上内踝之上，直上循阴股入阴，上循胸里，入缺盆，上出人迎之前，入頄，属目内眦，合于太阳、阳跷而上行。

男子……以阴跷为络；女子以阴跷为经。（明·张介宾《类经·跷脉分男女》）

阴跷脉，足少阴之别脉。其脉起于跟中，足少阴然谷穴之后（然谷在内踝下一寸陷中），同足少阴循内踝下照海（穴在内踝下五分），上内踝之上二寸，以交信为郄（交信在内踝骨上，少阴前、太阴后廉筋骨间），直上循阴股，入阴，上循胸里入缺盆，上出人迎之前，至喉咙，交贯冲脉，入頄内廉，上行，属目内眦，与手足太阳、足阳明、阳跷五脉会于睛明而上行（睛明在目内眦外一分宛宛中）。凡八穴。

濒湖曰：丹书论及阳精河车，皆往往以任、冲、督脉、命门、三焦为说，未有专指阴跷者，而紫阳《八脉经》所载经脉，稍与医家之说不同。然内景隧道，惟返观者能照察之，其言必不谬也。（明·李时珍《奇经八脉考·阴跷脉》）

张洁古曰：跷者，捷疾也。二脉起于足，使人跷捷也……阴跷在肌肉之下，阴脉所行，通贯五脏，主持诸里，故名为阴跷之络。（明·李时珍《奇经八脉考·二跷为病》）

另据丹经所云：任督二脉的总枢在阴跷穴，医经所说的阴跷脉为足少阴经之别称，由足踝内侧然谷穴起，直上止于眼部内侧的睛明穴，并非是一穴。张伯端则说其在尾闾前，实即今之会阴穴位置。

（四）带脉

古时人成年后，着衣冠要求"三紧"，即头紧、腰紧和腿紧，其中腰紧主要是约束带脉和固定衣裤。如清代曹庭栋《老老恒言》曰："少壮整饬仪容，必紧束垂绅，方为合度。老年家居，宜缓其带，则营卫流行，胸膈兼能舒畅。"

《难经·二十八难》曰："带脉者，起于季胁，回身一周。"《奇经八脉考》记载："带脉者，起于季胁足厥阴肝之章门穴，同足少阳循带脉穴（章门穴，足厥阴、少阳之会，在季胁骨端，肘尖尽处是穴。带脉穴属足少阳经，在季胁下一寸八分陷中），围身一周，如束带然。"人体经脉都为纵向，皆上下周流，唯有带脉起于少腹之侧、季胁之下，环身一周，络腰而过，横向如束带之状，束于腰间，有束一身之阴阳之功能。冲脉与任脉均循腹胁夹脐旁，传流于气，冲脉属于带脉而络于督脉。冲脉、任脉、督脉，同起而异行，一源而三歧，皆络带脉。

第五节　小劳术

养性之道，常欲小劳，但莫大疲，及强所不能堪耳。且流水不腐，户枢不蠹，以其运动故也。养性之道，莫久行久立、久坐久卧、久视久听。盖以久视伤血，久卧伤气，久立伤骨，久坐伤肉，久行伤筋也。仍莫强食，莫强酒，莫强举重，莫忧思，莫大怒，莫悲愁，莫大惧，莫跳踉，莫多言，莫大笑。勿汲汲于所欲，勿悁悁怀忿恨，皆损寿命。若能不犯者，则得长生也。

故善摄生者，常少思少念，少欲少事，少语少笑，少愁少乐，少喜少怒，少好少恶，行此十二少者，养性之都契也。多思则神殆，多念则志散，多欲则志昏，多事则形劳，多语则气乏，多笑则脏伤，多愁则心慑，多乐则意溢，多喜则忘错昏乱，多怒则百脉不定，多好则专迷不理，多恶则憔悴无欢。此十二多不除，则营卫失度，血气妄行，丧生之本也。唯无多无少者，得几于道矣。（唐·孙思邈《备急千金要方·养性》）

一、内视迎气

常当习黄帝内视法，存想思念，令见五脏如悬磬，五色了了分明勿辍也。仍于每旦初起面向午，展两手于膝上，心眼观气，上入顶下达涌泉，旦旦如此，名曰迎气。常以鼻引气，口吐气，小微吐之，不得开口，复欲得出气少，入气多。每欲食，送气入腹，每欲食气为主入也。（唐·孙思邈《备急千金要方·养性》）

二、小劳养生

养生者，形要小劳，无至大疲。故水流则清，滞则洿。养生之人，欲血脉常行，如水之流。坐不欲至倦，行不欲至劳，频行不已，然宜稍缓，即是小劳之术也。

故手足欲时其屈伸，两臂欲左挽右挽如挽弓法；或两手双拓如拓石法；或双拳筑空；或手臂左右前后轻摆；或头项左右顾；或腰胯左右转，时俯时仰；或两手相捉，细细搌如洗手法；或两手掌相摩令热，掩目摩面。事闲随意为之，各十数过而已。每日频行，必身轻目明，筋节血脉调畅，饮食易消，无所拥滞。体中小不佳，快为之即解。旧导引方太烦，崇贵之人不易为也。今此术不择时节，亦无度数，乘闲便作，而见效且速。

夫人夜卧，欲自以手摩四肢胸腹十数过，名曰干浴。卧欲侧而曲膝，益气力。常时浊唾则吐，清津则咽。常以舌拄上腭，聚清津而咽之，润五脏，悦肌肤，令人长寿不老。《黄庭经》曰：口为玉池大和宫，嗽咽灵液灾不干。又曰：闭口屈舌食胎津，使我遂炼获飞仙。频叩齿令齿牢，又辟恶。

夫人春时暑月，欲得晚眠早起，秋欲早眠早起，冬欲早眠晏起。早不宜在鸡鸣前，晚不宜在日出后。热时欲舒畅，寒月欲收密，此合四气之宜，保身益寿之道也。（宋·蒲虔贯《保生要录·调肢体门》）

治病养生的导引处方，古代称为"小劳术"。小劳，即小动。小劳术是有针对性的单一形式的导引处方，以单方为主，其通过肢体局部的导引以改善气血的运行，以舒适和不出现疲劳感觉为度，若出现疲劳感或出汗则说明太过了。小劳术不是运动锻炼，主要是用于及时消除疲劳。

第三章　导引行气方 ▷▷▷▷

第一节　《导引图》与《引书》

一、《导引图》

1972—1974 年在湖南长沙马王堆汉墓（西汉初期诸侯家族墓地）出土的帛画《导引图》，是中国现存最早的导引图谱。原画长 133 厘米，宽 50 厘米（图 3–1）。据原图还原的彩绘图（图 3–2），其分上下 4 层，共有 44 个人物做导引姿势，有些导引图势旁还有题名，如"仰呼""引热中"和"折阴""坐引八维"等。帛画《导引图》表现为形体导引，图势出现最多的是"单举托天图势"和"两手攀足图势"。

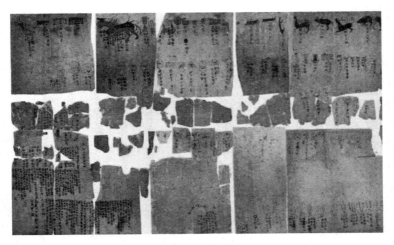

图 3–1　《导引图》

《导引图》中引病有"引膝病""引项""引颓""引聋""引温病"等，其中引膝病和引项在《引书》中都有记载。《导引图》中有些姿势是取象于动物的，如"螳狼""鹤口""熊经""鹞北""木（沐）猴灌"。其中最后一图势为"鹯"，鹯是一种猛禽，似鹞鹰。此外，《导引图》中还有手持器材的，如"以杖通阴阳"。

《导引图》大多缺题名，从导引动作看有"两手攀足图势一""引弓图势""拊引图势""捧气图势""单举托天图势一""单举托天图势二""虎扑图势""下探图势""响图势""侧身单举图势""单举托天图势三""引阴图势""引阳图势""两手攀足图势二"。《导引图》每势都用工笔彩绘而成。从这幅生动的古导引图谱可以看出，导引法在古代是用多种形式传播的一种医学养生方法。

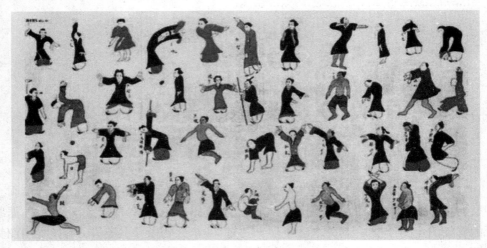

图 3-2 《导引图》（还原彩绘图）

二、《引书》

1983 年年底，在湖北省江陵县（今荆州市荆州区）张家山第 247 号汉墓出土了西汉早期的墓葬。据考古人员考证，墓主人去世的时间约在西汉吕后至文帝初年（约公元前 2 世纪中期）。墓主人生前是一名低级官吏，通晓法律，能计算，好医术、导引。该墓出土的医书有《引书》（图 3-3）和《脉书》等。其中《引书》共 113 枚竹简，书名题于第一枚竹简背面，书简中无小标题，每一段落之首均有墨书圆点。《引书》的出土时间比《导引图》晚约 10 年，而《引书》的年代稍早于《导引图》，属同一时期的导引医学著作，两者可以相互印证。《引书》是专门讲述养生、导引吐纳和治病的专著，论述养生、挢引、吐纳和治病，其中挢引和吐纳是主要方法。

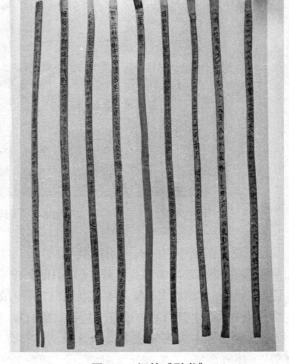

图 3-3 汉简《引书》

（一）法于自然

《引书》开篇曰："春产、夏长、秋收、冬臧（藏），此彭祖之道也。"此句论述一年四季的变化规律及特点。彭祖乃导引之士、养形之人，其法可祖，后世尊为导引之祖。《引书》四季养生之道，从季节变化到起居、洗漱、饮食、睡眠和房事都有提点，为利身之道。

（二）引踝痛

《引书》曰："引踝痛，在右足内踝，引右股阴筋；在外踝，引右股阳筋；在（左）足内踝，引左股阴筋；在外踝，引左股阳筋，此皆三而已。"

操作：导引右足内踝痛，取站姿，人体重心在左脚，先放松右腿，右脚后跟向下引伸右股内侧阴筋，一紧一松为1次，重复3次；如踝痛在右足外踝，则引伸右股阳筋（外侧），一紧一松为1次，引伸3次即可。左足踝痛导引法与右同。

凡是踝关节筋新扭伤者，可站立原地不动，抖动受伤踝关节，筋伤即可复原，然后再做"引踝痛"。

（三）引膝痛

《引书》曰："引㙛（膝）痛，右㙛（膝）痛，左手据权，内挥右足，千而已；左㙛（膝）痛，右手据权，而力挥左足，千而已。

左手句（勾）左足指（趾），后引之，十而已；又以左手据权，右手引右足指（趾），十而已。"

操作：导引膝关节疼痛、肿胀等，先备一块长30厘米、宽18厘米、厚3厘米左右的木板，作为支撑脚站立之垫板，使摆动腿悬空。

若右膝痛，用左脚直立在木脚垫上，使右腿悬空，左手抓住扶手，站稳后，右腿放松前后摆动，摆动时要放松髋、膝、踝三个大关节，如果一次性摆动千次有困难，可在1小时内分3～5次完成。

摆腿千次后，用右手去勾右脚的大脚趾，然后放手还原，重复勾右大脚趾10次。

导引左膝痛的方法与右膝痛相同。如果是单膝痛，建议早晚各导引1次，疗效会更好。

引膝痛，亦见马王堆帛画《导引图》，但是"引膝痛图势"复原时缺少了一条支撑腿，导引图势显示两腿都在摆。由此可见，引膝痛早在汉代已经很成熟了。《引书》和《导引图》所记载的内容，可以证明导引医学是当时的主流医学，所展示的导引内容是医学目的，是针对各种疾患的。

提要：《引书》中记载的导引法有几十种之多，上海交通大学医学院罗从风教授对"引膝痛"进行了长达2年的临床研究，取得了可喜的成果。上述三则下肢经筋导引方，为经筋病的临床研究开辟了一条新的途径。

（四）引足下筋痛

《引书》曰："引足下筋痛，其在左足，信（伸）左足，右股危坐，右手据地，左手句（勾）左足指；其右也，信（伸）右足，左股危坐，左手据地，右手句（勾）右足指，力引之，三而已。"

操作：凡足下筋痛，如左足下筋痛，正坐，上身重心移向右股，右手撑在床上，用左手勾左足趾，然后左手放松，一紧一松为1次，做3次。右足下筋痛导引法与左同。

（五）引项痛

《引书》曰："项痛不可以雇（顾），引之，炎（偾）卧，伸手足已，令人从前后举其头，极之，因徐直之，休，复之十而已；因□也，力拘毋息，须臾之顷，汗出走（腠）理，极已。"

操作：颈项痛不可以左右顾盼，取仰卧姿（不用枕头），先两手臂向头顶方向伸，同时两足向下蹬，再请人捧头向头顶方向牵，一牵一松为1次，重复10次，以身体微微出汗为度。

引项痛，即颈椎病，采用拆引的方法，"伸手足已，令人从前后举其头"是伸筋和理筋。帛画《导引图》中有"引项"。

第二节　巢氏导引方

隋代，太医令巢元方等于大业六年（610）编撰完成《诸病源候论》共50卷，这是中医学历史上现存的一部最为完整的导引医学专著。《诸病源候论》仅采用养生方和导引方作为治疗各种疾病的手段，不用任何方药，是一部纯导引医学用于临床的文献。关于导引，巢元方说："令此身囊之中满其气。引之者，引此旧身内恶邪伏气，随引而出，故名导引。"其目的非常明确。隋代在太医署内专门设立了导引按跷科，太医署有博士传授"导引之法以除疾，损伤折跌者正之"。

《诸病源候论》全书分67门，载列证候1739条，并载有"养生方导引法"289条，213种具体方法。《诸病源候论》是集之前数千年导引按跷成就之大成，也是现今导引按跷医学的模板，被后世尊为医学七经之一，奠定了导引医学在传统中医学中的地位。隋以后除了单一或组合的导引方被医家反复引用外，再也没有出现类似于《诸病源候论》的导引医学典籍，后来甚至离开了传统主流医学流落在民间传承。

一、虚劳病诸候上

（一）对治虚劳候

养生方云：唯欲嘿气养神，闭气使极，吐气使微。又不得多言语、大呼唤，令神劳损。亦云：不可泣泪，及多唾洟。此皆为损液漏津，使喉涩大渴。

又云：鸡鸣时，叩齿三十六通讫，舐唇漱口，舌聊上齿表，咽之三过。杀虫，补虚劳，令人强壮。

（二）对治肘臂劳候

养生方导引法云：两手拓两颊，手不动，搂肘使急，腰内亦然，住定。放两肘头向外，肘髆腰气散，尽势，大闷始起，来去七通，去肘臂劳。

又云：两手抱两乳，急努，前后振摇，极势二七。手不动，摇两肘头上下来去三七。去两肘内劳损，散心向下，众血脉遍身流布，无有壅滞。

又云：两足跟相对，坐上，两足指向外扒；两膝头挂席，两向外扒使急；始长舒两手，两向取势，一一绵急三七。去五劳，腰脊膝疼，伤冷脾痹。

又云：跪一足，坐上，两手髀内卷足。努踹向下，身外扒，一时取势，向心来去二七。左右亦然。去五劳，足臂疼闷，膝冷阴冷。

又云：坐抱两膝，下去三里二寸，急抱向身，极势，足两向身，起，欲似胡床，住势，还坐。上下来去三七。去腰、足、臂内虚劳，膀胱冷。

又云：外转两脚，平踏而坐，意努动膝节，令骨中鼓，挽向外十度，非转也。

又云：两足相踏，向阴端急蹙，将两手捧膝头，两向极势，捺之二七，竟。身侧两向取势二七，前后努腰七。去心劳，痔病，膝冷。调和未损尽时，须言语不瞋喜，偏跏，两手抱膝头，努膝向外，身手膝各两向极势，挽之三七，左右亦然。头须左右仰扒。去背急臂劳。

又云：两足相踏，令足掌合也，蹙足极势，两手长舒，掌相向脑项之后，兼至髆，相挽向头髆，手向席，来去七，仰手七，合手七。始两手角上极势，腰正，足不动。去五劳七伤，脐下冷暖不和。数用之，常和调适。

又云：一足踏地，一足屈膝，两手抱犊鼻下，急挽向身极势。左右换易，四七。去五劳，三里气不下。

（三）对治五劳七伤候

又云：蛇行气，曲卧，以正身复起，踞，闭目随气所在，不息。少食裁通肠，服气为食，以舐为浆，春出冬藏，不财不养。以治五劳七伤。

又云：虾蟆行气。正坐，动摇两臂，不息十二通。以治五劳、七伤、水肿之病也。

又云：外转两足，十遍引。去心腹诸劳。内转两足，十遍引，去心五息止。去身一切诸劳疾疹。

（四）对治虚劳寒冷候

养生方导引法云：坐地交叉两脚，以两手从曲脚中入，低头，叉手项上。治久寒不能自温，耳不闻声。

（五）虚劳少气候

养生方导引法云：人能终日不涕唾……恒含枣核而咽之，令人受气生津，此大要也。

（六）虚劳里急候

养生方导引法云：正偃卧，以口徐徐纳气，以鼻出之。除里急。饱食后，小咽气数十，令温中。若气寒者，使人干呕腹痛，从口纳气七十所，咽，即大填腹内，小咽气数十。两手相摩，令极热，以摩腹，令气下。

（七）对治虚劳体痛候

养生方导引法云：双手舒指向上，手掌从面向南，四方回之，屈肘上下尽势四七，始放手向下垂之，向后双振，轻散气二七，上下动两膊二七。去身内、臂、肋疼闷。渐用之，则永除。

又云：大蹲坐，以两手捉足五指，自极，低头不息九通。治颈、脊、腰、脚痛，劳疾。

又云：偃卧，展两足指右向，直两手身旁，鼻纳气七息。除骨痛。

又云：端坐，伸腰，举右手，仰其掌，却左臂，覆左手。以鼻纳气，自极七息，息间，稍顿左手。除两臂、背痛。

又云：胡跪，身向下，头去地五寸，始举头，面向上，将两手一时抽出，先左手向身前长舒，一手向身后长舒，前后极势二七。左右亦然。去臂、骨、脊、筋阴阳不合，疼闷疴痛。

又云：坐一足上，一足横铺安膝下押之。一手捺上膝向下，急。一手反向取势长舒，头仰向前，共两手一时取势，捺摇二七。左右迭互亦然。去髀、胸、项、披脉血迟涩，挛痛闷疼。

双足互跪安稳，始抽一足向前，极势，头面过前两足指，上下来去三七，左右换足亦然。去臂、腰、背、髀、膝内疼闷不和，五脏六腑，气津调适。

一足屈如向前，使膀胱着膝上，一足舒向后，尽势，足指急努，两手向后，形状欲似飞仙虚空，头昂，一时取势二七，足左右换易一过。去遍身不和。

又云：长舒两足，足指努向上，两手长舒，手掌相向，手指直舒，仰头努脊，一时极势，满三通。动足相去一尺，手不移处，手掌向外七通。

须臾，动足二尺，手向下拓席，极势，三通。去遍身内筋节劳虚，骨髓疼闷。

长舒两手，向身角上，两手捉两足指急搦心，不用力，心气并在足下，手足一时努纵，极势，三七。去踹、臂、腰疼。解溪蹙气，日日渐损。

（八）对治虚劳口干燥候

养生方导引法云：东向坐，仰头不息五通，以舌撩口中，漱满二七，咽。愈口干。

若引肾水，发醴泉，来至咽喉。醴泉甘美，能除口苦，恒香洁，食甘味和正。久行不已，味如甘露，无有饥渴。

又云：东向坐，仰头不息五通，以舌撩口，漱满二七，咽。治口苦干燥。

二、虚劳病诸候下

（一）对治虚劳膝冷候

养生方导引法云：两手反向拓席，一足跪，坐上，一足屈如，仰面，看气道众处散适，极势振之四七。左右亦然。始两足向前双踏，极势振之二七。去胸腹病，膝冷脐闷。

又云：互跪，调和心气，向下至足，意想气索索然，流布得所，始渐渐平身，舒手傍肋，如似手掌纳气出气不止，面觉急闷，即起背至地，来去二七。微减去膝头冷，膀胱宿病，腰脊强，脐下冷闷。

又云：舒两足坐，散气向涌泉，可三通，气彻到，始收右足屈卷，将两手急捉脚涌泉，挽，足踏手，挽，一时取势。手足用力，送气向下，三七，不失气之行度。数寻，去肾内冷气，膝冷脚疼。

又云：跪一足，坐上，两手髀内卷足，努踹向下，身外扒，一时取势，向心来去二七。左右亦然。去痔，五劳，足臂疼闷，膝冷阴冷。

又云：卧展两胫，足十指相拄，伸两手身旁，鼻纳气七息。除两胫冷，腿骨中痛。

又云：偃卧，展两胫两手，足外踵，指相向，以鼻纳气，自极七息。除两膝寒，胫骨疼，转筋。

又云：两足指向下拄席，两涌泉相拓，坐两足跟头，两膝头外扒，手身前向下，尽势，七通。去劳损阴疼，膝冷，脾瘦，肾干。

又云：两手抱两膝，极势，来去摇之七七，仰头向后。去膝冷。

又云：偃卧，展两胫，两足指左向，直两手身旁，鼻纳气七息。除死肌及胫寒。

又云：立，两手搁腰遍，使身正，放纵，气下使得所，前后振摇七七，足并头两向，振摇二七，头上下摇之七，缩咽举两髀，仰柔脊。冷气散，令脏腑气向涌泉通彻。

又云：互跪，两手向后，手掌合地，出气向下。始，渐渐向下，觉腰脊大闷，还上，来去二七。身正，左右散气，转腰三七。去脐下冷闷，膝头冷，解溪内病。

（二）对治虚劳阴痛候

养生方导引法云：两足指向下拄席，两涌泉相拓，坐两足跟头，两膝头外扒，手身前向下，尽势七通。去劳损、阴痛、膝冷。

（三）对治虚劳阴下痒湿候

养生方导引法云：偃卧，令两手布膝头，取踵置尻下，以口纳气，腹胀自极，以鼻出气，七息。除阴下湿，少腹里痛，膝冷不随。

（四） 对治风虚劳候

养生方导引法云：屈一足，指向地努之，使急，一手倒挽足解溪向心，极势，腰、足解溪、头如似骨解气散，一手向后拓席，一时尽势三七。左右换手亦然。去手足腰髋风热急闷。

又云：抑头却背，一时极势，手向下至膝头，直腰，面身正，还上，来去三七。始正身，纵手向下，左右动腰二七，上下挽背脊七。渐去背脊、臂髋、腰冷不和。

头向下努，手长舒向背上高举，手向上，共头，渐渐五寸，一时极势，手还收向心前、向背后，去来和谐，气共力调，不欲气强于力，不欲力强于气，二七。去胸背前后筋脉不和，气血不调。

又云：伸左胫，屈右膝内压之，五息止。引肺气，去风虚，令人目明。依经为之，引肺中气，去风虚病，令人目明，夜中见色，与昼无异。

三、腰背病诸候

（一） 对治腰痛候

养生方云：饭了勿即卧，久成气病，令腰疼痛。

又曰：大便勿强努，令人腰疼、目涩。

又云：笑多，即肾转腰痛。

又云：人汗次，勿企床悬脚，久成血痹，两足重及腰痛。

养生方导引法云：一手向上极势，手掌四方转回，一手向下努之，合手掌努指，侧身敬形，转身向似看，手掌向上，心气向下，散适，知气下缘上，始极势，左右上下四七亦然。去髋井、肋、腰、脊疼闷。

又云：互跪，长伸两手，拓席向前，待腰脊须转，遍身骨解气散，长引腰极势，然始却跪使急，如似脊内冷气出许，令臂膊痛，痛欲似闷痛，还坐，来去二七。去五脏不和，背痛闷。

又云：凡人常觉脊强，不问时节，缩咽髋内，仰面努髋井向上也。头左右两向挪之，左右三七，一住，待血行气动定，然始更用，初缓后急，不得先急后缓。若无病患，常欲得旦起、午时、日没三辰如用，辰别三七。除寒热，脊、腰、颈痛。

又云：长舒两足，足指努向上，两手长舒，手掌相向，手指直舒，仰头努脊，一时极势，满三通。动足相去一尺，手不移处，手掌向外七通。更动足二尺，手向下拓席，极势，三通。去遍身内筋脉虚劳，骨髓痛闷。

长舒两足，向身角上，两手捉两足趾急搐，心不用力，心气并在足下；手足一时努纵，极势三七。去踹、臂、腰疼，解溪蹙气，日日渐损。

（二） 对治腰痛不得俯仰候

养生方导引法云：伸两脚，两手指着足五指上。愈腰折不能低着，唾血、久疼愈。

又云：长伸两脚，以两手捉五指七遍。愈折腰不能低仰也。

（三）对治胁痛候

养生方导引法云：卒左胁痛，念肝为青龙，左目中魂神，将五营兵，千乘万骑，从甲寅直符吏，入左胁下取病去。

又云：右胁痛，念肺为白虎，右目中魄神，将五营兵，千乘万骑，从甲申直符吏，入右胁下取病去。

胁侧卧，伸臂直脚，以鼻纳气，以口出之。除胁皮肤痛，七息止。又云：端坐伸腰，右顾视月，口纳气，咽之三十。除左胁痛，开目。

又云：举手交项上，相握，自极。治胁下痛。坐地，交两手着不周遍握，当挽。久行，实身如金刚，令息调长，如风云，如雷。

四、消渴病诸候

对治消渴候

养生法云：人睡卧，勿张口，久成消渴及失血色。

养生方导引法赤松子云：卧，闭目，不息十二通。治饮食不消。

法云：解衣惔卧，伸腰少膀腹，五息止。引肾气，去消渴，利阴阳。解衣者，使无挂碍。惔卧者，无外想，使气易行。伸腰者，使肾无逼蹙。膀者，大努。使气满小腹者，即摄腹牵气使上，息即为之。引肾者，引水来咽喉，润上部，去消渴枯槁病。利阴阳者，饶气力也。此中数虚，要与时节而为避，初食后，大饥时，此二时不得导引，伤人。亦避恶日，时节不和时亦避。

导已，先行一百二十步，多者千步，然后食之。法不使大冷大热，五味调和。陈秽宿食，虫蝎余残，不得食。少眇着口中，数嚼少湍咽。食已，亦勿眠。

此名谷药，并与气和，即真良药。

第三节　养生二十宜

历代医书均载有导引养生之"宜忌"，对于养生之宜，应刻意尚行，对于养生之忌，要尽量规避。《摄生要言》："发宜多梳，面宜多擦，目宜常运，耳宜常弹，舌宜抵腭，齿宜数叩，津宜数咽，浊宜常呵，背宜常暖，胸宜常护，腹宜常摩，谷道宜常撮，足心宜常擦，皮肤宜常干，沐浴、大小便宜闭口勿言。数事人人可能，且行之有效，实治未病之良方，为外治之首务也。"先贤们总结了"养生十六宜"，现今，人们的生活环境和习惯发生了很大的变化，传统的"养生十六宜"已经明显不足，故我们又增加了"四宜"。如低头族（手机）不仅局限于年轻人，造成了肩颈的疾病，故新增了"头宜常抬"和"胸宜常挺"；时尚让年轻女子冻膝，让男子马拉松跑伤膝，增加了"腿宜常摆"（导引膝痛，参见《引书》引膝痛）；中年男女下焦疾病高发，新增了"小腹宜常收"等。"养生二十宜"可操作性很强，只要将其融入前日常生活中即可。

（一）发宜常梳

可采用站姿或坐姿，用两手呈爪状，用十指指肚贴住头皮由前往后梳理，重复梳理以发顺，头皮紧为度。

（二）面宜常摩

洗完脸后，可采用站姿、坐姿等，两手掌对搓至发热，轻摩脸部、颈部，以面部、颈部发热为度。

（三）目宜常运

可采用站姿、坐姿、仰卧等，闭目眼珠先下视，再左视、上视、右视、下视，为运转1圈，稍停后继续旋转。运目时要慢要圆，运转7圈为1组，运转3组，可消除眼睛疲劳。

（四）天鼓宜常鸣

可采用站姿、坐姿，用两手掌根压住耳朵，十指抱住后脑，将两手食指压在两手中指上，用力滑落，可以听到鼓鸣声，8次为1组，做3组。

（五）舌宜常抵

舌抵上腭，即舌上卷抵住上腭，又名搭鹊桥。操作时可采用站姿、坐姿、行走、仰卧等。功能：贯通督脉与任脉，生津养阴。

（六）齿宜常叩

叩齿，即上下牙对叩，下牙床可前后移动，使上下牙齿可以对齐，如是假牙者亦要叩齿，可使牙床不萎缩。

（七）腮宜常鼓

鼓腮可以刺激腮腺，使津液源源不断地涌出，然后在口腔中鼓嗽，可采用站姿、坐姿、行走等，津液满后分3次咽下。

（八）津宜常咽

津液下咽，动作要夸张，可采用站姿、坐姿、行走、仰卧等，待口腔中有津液，就如咽硬物一般用意念送至下丹田。

（九）浊宜常呵

呵浊气，是吐故纳新。操作时在空气清新处，可采用站姿、坐姿、行走等，用口呵浊气，用鼻慢慢吸纳清气，一呵一吸为一息，重复 5～7 息。

（十）头宜常抬

低头已经成为人们生活和工作的常态，纠正方法，只需抬头，可采用站姿、坐姿，睡前将枕头垫在肩背上，仰卧垂下头等，有利于及时消除肩颈疲劳。

（十一）目宜常闭

闭目养神，眼为神舍，可采用坐姿、仰卧等，闭眼后观想绿色的大草原。

（十二）口宜常张

张嘴，可采用站姿、坐姿、行走、仰卧等，尽力将嘴张开后将口自然收回，重复3～5 次。

（十三）手臂宜常伸

伸展两手臂，可采用站姿、坐姿、卧姿，身体不动，抬头的同时两手臂向上伸展，同时用鼻吸气，指尖向上停留 8～10 秒后，两臂从体侧慢慢放下，放下时呼气，做3～5 次能及时消除疲劳。

（十四）足跟宜常蹬

蹬足跟时足尖尽力向内勾，采用站姿、坐姿单腿蹬，亦可采用仰卧双腿蹬，防小腿肚抽筋。

（十五）单腿宜常摆

当觉知单腿关节不得力或疼痛时，用正常的腿站立，轻轻前后摆动疼痛的腿。若痛在踝关节，则摆动时意念在踝关节；若痛在膝关节或髋关节，则意念在相应的疼痛关节。

（十六）胃宜常暖

脾胃乃后天之本，胃喜暖畏寒，尽量少吃生冷的食物，尤其是夏天，要少喝冰冻的饮料，使脾胃的消化功能保持良好的状态。

（十七）胸宜常挺

挺胸调息，可采用站姿、坐姿、行走等，无论呼气和吸气，胸廓尽量打开，挺胸时刻意将横膈提起。呼吸应采用鼻吸鼻呼，吸气要慢、要细、要匀，呼气也是相同，使心息相依。

（十八）小腹宜常收

收小腹，可采用站姿、坐姿、行走、仰卧等，咬牙、舌抵上腭，同时吸气提小腹，放松时呼气。常做此动作多多益善。

（十九）腹宜常揉

揉腹，站姿、坐姿、卧姿均可。腹部胀满或消化不良，用手掌先从中脘部开始揉，揉至打呃；再移向肚脐，揉至肠鸣；再移至小腹，揉至矢气为止。

（二十）谷道宜常提

谷道位于下二窍之间，中有会阴穴。提谷道可采用站姿、坐姿和仰卧，首先放松会阴部，然后咬牙、舌抵上腭、吸气同时提肛（如忍大便状），放松同时呼气，重复 2～3 次。

第四节　彭祖养生法

《道德经》："人法地，地法天，天法道，道法自然。"

古云：法本无法，理归自然，心因境乱，法本心生，立法之意，救补已失，而防未萌。导引行气之法，亦是为补救已失和防患于未萌。

导引法大致分为吐纳导引、肢体导引、意念导引、按跷导引和声音导引五个方面，用于医疗和健康，具有吐故纳新、调营理卫、舒筋活络、神情专注和固本培元的功效。

西汉的《引书》开篇曰："春产、夏长、秋收、冬臧（藏），此彭祖之道也。"《引书》是迄今最早的一部导引医学的专著，其开篇即引用了"彭祖之道"，可见，早在汉初人们已经尊彭祖为导引医学的鼻祖。彭祖善于导引行气，其法可祖（效仿），故后世尊彭祖为导引之祖。庄子在其"刻意篇"里列举了几位古代"刻意尚行，离世异俗"的圣贤，其中以健康长寿为代表的"导引之士"就是彭祖。如《庄子·刻意》中记载："吹嘘呼吸，吐故纳新，熊经鸟申，为寿而已矣。此导引之士，养形之人，彭祖寿考者之所好也。"

一、彭祖养生之道

彭祖健康长寿的方法之一是吐故纳新，即用口吹冷气、嘘寒气和呼热气、浊气，达到吐故，即吐出体内故气，再用鼻纳入清新之气。肺开窍于鼻，通乎天气，脾开窍于口，口纳水谷之气，通乎地气。刘君安曰："食生吐死，可以长存，谓鼻纳气为生，口吐气为死也。凡人不能服气，从朝至暮，常习不息，徐而舒之，常令鼻纳口吐，所谓吐故纳新也。”

彭祖的导引法"熊经鸟申"，可以称为"二禽戏"，即模仿熊的形态在地上爬为阴，像鸟一样向上伸展为阳。导引之法，法于阴阳，一阴一阳谓之道。其目的是导气令和，引体令柔，气和体柔，健康可求。

《楚辞·天问》有云："彭铿斟雉帝何飨？受寿永多，夫何久长？"汉代王逸注云："彭铿，彭祖也。好和滋味，善斟雉羹，能事帝尧，帝尧美而飨食之也。"宋代洪兴祖补注曰："彭祖，姓篯，名铿，帝颛顼玄孙，善养气，能调鼎，进雉羹于尧，封于彭城。"彭祖不仅善于吐纳导引，还精通食疗之道，这是他得享长寿的因素之一。

王逸在《楚辞章句》中又注云："彭祖进雉羹于尧，尧飨食之以寿考。彭祖至八百岁，犹自悔不寿，恨枕高而唾远也。"彭祖作为健康长寿的象征，已经深深地扎根中华儿女的心中，但是彭祖在总结自己"不寿"的原因时，仍悔恨自己有两个不好的生活习惯，一是睡眠时喜高枕，二是唾口水时太用力，唾得太远，而伤津伤气。

至于彭祖是否真的活了 800 岁，这个话题一直有人在讨论，下面这段文字也是一种说法："彭祖者，彭始之祖也……大彭历事虞夏，于商为伯，武丁之世灭之，故曰彭祖八百岁，谓彭国八百年而亡，非实篯不死也。"

二、和神导气

彭祖云：和神导气之道，当得密室闲房，安床暖席，枕高二寸五分，正身偃卧，瞑目，闭气于胸膈，以鸿毛著鼻口上而鸿毛不动，经三百息，耳无所闻，目无所见，心无所思，寒暑不能害，蜂虿不能毒，寿三百六十，此真人也。若不能元思虑，当以渐除之耳。不能猥闭之，稍稍学之，起于三息、五息、七息、九息而一舒气，寻复嚼之。能十二息不舒，是小通也。百廿不息，是大通也。

又云：行气欲除百病，随病所有念之。头痛念头，足痛念足，使其愈和，气往攻之。从时至时，便自消矣。此养生大要也。（日·丹波康赖《医心方·用气》）

彭祖曰：人受气，虽不知方术，但养之得理，常寿一百二十岁。不得此者，皆伤之也。

彭祖曰：养寿之法，但莫伤之而已。夫冬温夏凉，不失四时之和，所以适身也。

彭祖曰：人不知道，径服药损伤，血气不足，肉理空疏，髓脑不实，内已先病，故为外物所犯，风寒酒色以发之耳。若本充实，岂有病乎！（梁·陶弘景《养性延命录·教戒篇》）

第五节　《灵剑子》

东晋许逊，号灵剑子。《灵剑子》是一部导引行气的专著，其根据一年四季月令变化，以导引行气分别对治肝、心、肺、肾诸脏，每季按月令分别有三势，每季还必须导引脾脏，说明许逊对后天之本非常重视。

一、导引为先

凡欲胎息服气，导引为先，开舒筋骨，调理血脉，引气臻圆，使气存至极，力后见焉。摩拭手脚，偃亚毬拳，伸展挛搦，任气出旋，诸疾退散，是病能痊。五脏六腑，神气通玄，来往自熟，道气成焉。或存至泥丸顶发，或下至脚板涌泉。久久修之，后知自然。魂魄聿盛，精髓充坚。

行此法者，皆作神仙。五脏有势，逐时补元。春夏秋冬，以意通宣。老子学道，亦乃如然。岂悟众圣，造次流传。子书之内，尽著佳篇，今引诸势，一十六端。（晋·许逊《灵剑子·导引势第八》）

二、导引十六势

（一）补肝脏三势，春用之

一势：以两手掩口，取热汗及津液摩面，上下三五十遍。食后为之，令人华润。又以两手摩拭面，使极热，令人光泽不皱。行之三年，色如少女，兼明目，散诸故疾。从肝脏中出肩背，然引元和，补肝脏，入下元。

行导引之法，皆闭气为之，先使血脉通流，从遍身中出，百病皆痊。慎勿开口，舒气为之。用力之际，勿以外邪气所入于脏腑中，返招祸害，慎护之。

二势：平身正坐，两手相叉，争力为之。治肝中风。

掩项后（叉两手），使面仰视之，使项与手争力。去热毒、肩疼痛、目视不明。积聚风气不散，元和心气焚之，令出散。然调冲和之气补肝，下气海，添内珠尔。

三势：以两手相重，按腿拔去左右，极力。

去腰肾风毒之气及胸膈，补肝，兼能明目。（晋·许逊《灵剑子·导引势第八》）

（二）补脾脏一势，季春用之

四势：左右射雕（作开弓势），去胸胁及胸膈结聚风气、脾脏诸疾。来去用力为之（一十四遍），闭口使内气趋散之尔。（晋·许逊《灵剑子·导引势第八》）

（三）补心脏三势，夏用之

五势：大坐，斜身，用力偏敌，如排山势，极力（为之），去腰脊风冷，宣通五脏六腑，散脚气。左右同，补心益智（左右以此一势行之）。

六势：以一手按腿，一手向上极力，如托石（闭气行之，左右同行）。去两胁间风毒，治心脏，通和血脉。左右同。闭气为之，十二月俱依此尔（第一势后，便行此法）。

七势：常以两手合掌，向前筑去臂腕（如此七次），淘心脏风劳，宣散关节（滞气）。左右同。皆须依春法尔。（晋·许逊《灵剑子·导引势第八》）

（四）补脾脏一势，季夏用之

八势：端身正坐，舒手指，直上反拘，三举，前屈。去腰脊、脚膝痹风，散膀胱气。前后同。至六月十四日已后用之。（晋·许逊《灵剑子·导引势第八》）

（五）补肺脏三势，秋用之

九势：以两手抱头项，宛转回旋，俯仰。去胁胸、筋背间风气，肺脏诸疾，宜通项脉。左右同。依正月法。

十势：以两手相叉头上，过去左右伸曳之，十遍。去关节中风气，治肺脏诸疾。

十一势：以两手拳脚胫十余遍。此是开胸膊膈（闭气用力为之），去胁中气，治肺脏诸疾。并依正月，闭气为之（叩齿三十六通以应之）。（晋·许逊《灵剑子·导引势第八》）

（六）补脾脏一势，季秋用之

十二势：九月十二日已后用，补脾。以两手相叉于头上，与手争力。左右同。治脾脏四肢，去胁下积滞风气、膈气，使人能食。闭气为之。（晋·许逊《灵剑子·导引势第八》）

（七）补肾脏三势，冬用之

十三势：以两手相叉，一脚踏之。去腰脚拘急，肾气诸疾，冷痹，脚手风毒气，膝中疼痛之疾。

十四势：大坐，伸手指，缓拘脚趾（五七度）。治脚痹、诸风、注气、肾脏诸毒气、远行脚痛不安，并可常为，最妙矣。

十五势：以一手托膝反折，一手抱头，前后左右为之（三五度）。去骨节间风，宣通血脉、膀胱、肾气、肾脏诸疾。（晋·许逊《灵剑子·导引势第八》）

（八）补脾脏一势，冬用之

十六势：以两手耸上，极力，三遍。去脾脏诸疾。不安，依春法用之。

上已前一十六势，并闭气为之则妙。（晋·许逊《灵剑子·导引势第八》）

第六节 十二月与节气导引

一、十二月导引法

立春正月节后，每日子丑二时，将手按两内肾，转身耸引，各三十五度，吐纳、漱咽、如意，倘能尽其功夫，虽不足以成大道，亦可以发散肩背颈项积滞风之疾，身轻体健。

正月中（雨水），每日子丑时，手按髀转，左右三五度，取先天气上入华池中，吐纳、漱咽九数，如意下丹田合会。苟能尽其功夫而不忽略，可以发三焦经络留滞之迪，身轻无难。

二月节后（惊蛰），每日丑寅时，坐定，清气一刻，握固，转颈五六度，静功气封固摄上，吐纳、漱咽二三，如意复归原祖宫合和，徐气呼。身康，去肾肺蕴积，如是身健行轻。

二月中（春分），每日丑寅时，坐定，调气一刻，左右。手挽，各六七度，引祖气上华池，慢纳三三度，如意降火，散除胸肚胀满，日久延寿。

三月（清明）节后，每日丑寅时，正坐定，左右手硬前，引祖气七八度，清液浊吐三二，其工功夫三五次。如此，却腰肾胃虚积滞，寿命何不增乎？

三月中（谷雨），每日丑寅时，平坐，换左右手，举托移臂，各三五度，华池水下咽中丹田，或二三次，可去脾胃瘀血，功夫长久，身安轻健。

立夏四月节，每日寅卯时，闭息瞑目，反换两手五七度，又息气半刻，将祖气引上华池，唤手咽液。依法用功，日无休息，发散背膊风湿，功夫常行，一身轻健。

四月中（小满），每日寅卯时，坐定一刻，左手朝天，右手按住胸前，取气上升，入十二重楼，三五度，咽液常流下降，阴阳相和，发散肺脐之久积，用工不昧，疾除身健。

五月节（小暑），每日寅卯时，正立，仰身，两手朝上，换气于背上，来举五七度，定息还宫，咽液如意，除去腰肾蕴积，身体轻康。

五月中（大暑），每日寅卯时，坐定，左脚搐后，右脚直前，纳清咽液数次，尽其随意功夫。消诸风寒，身清气爽也。

六月节（芒种），每日丑寅时，坐，息定半刻，两手运下丹田，双足直伸，制三五度，先天上攻，会合华池真水，命根之祖，咽液七次。消除积滞，身康力健。

六月中（夏至），每日丑寅时，双拳髀膝，引作龙虎肝肺之说，气提上心，各三五度，华池水下降三次，其肝肺龙虎合交，尽其功夫，背疾不作，效应无二。

七月节（立秋），每日丑寅时，正坐，两手将祖根缩住，气闭息耸上踊，华池水下来三五口。想两应交泰，手放下三五次。如此，凡劳积聚，亦皆除之。

七月中（处暑），每日丑寅时，正坐片时，转头左右摇二十四遍，举引祖气，口中呵出痰火，去恶，不生病矣。

八月节后（白露），每日丑寅时，清坐，两手按膝磨磨，心想祖气，运用推引，上来到华池，咽液三次。亦可除腰肾之患，一身无涧。

八月中（秋分），每日丑时，盘足而坐，两手掩耳，身左右摇，提祖气上华池，三五度，又咽液，可除胁腰之厄，目明精爽。

九月节（寒露），每日丑寅时，正坐，举两臂踊身上托，闭气上升池中，咽液七口。心火皆除，痰淹化散，久而行之，与道合真。

九月中（霜降），每日丑寅时，静坐，两手抱定下丹田，祖气清清，不上不下，运转调水，和合阴阳。徐徐行，百病不生也。

十月节（立冬），每日丑寅时，两手叉腰，定气多元神提壶灌鼎，水火既济，气运周天，争仰面朝天，入气三吸。灭火消痰之厄，常常行之，何不去痰，延寿获青？

十月中（小雪），每日丑寅时，正坐，养气，随气不呼不升，静斋能清，明心见性，一咽液纳五次，皆兴，身安体健。

十一月节（大雪），每日子丑时，起身，两手往上努力，两足脐并，吸气五度，因而复始七次。气爽精神，久行者仙道不远也。

十一月中（冬至），每日子丑时，平坐，伸足，两手交叉，调上祖气到水池中会合，又咽液二次。自觉中一阳贯满，节节待持，身安康益。

十二月节（小寒），每日子丑时，正坐静工，一手抱祖根，一手运脐中，运气荣荣，不放不收，顺顺安想根祖发生之后三五度，依法无违，养命远久。

十二月中（大寒），每日子丑时，睡，面朝外，两膝曲胸，顺气呼吸，三唤咽液，一日三九之数。能尽其功，经络淳淳，不足以成大功，亦可除病安然。久而行之，寿命百年。（清·闵一得《道藏绪编》）

一年二十四节气导引行气的方法，立春是正月的第一个大节气，每逢节气前3天和后2天，子时（23:00～1:00）或丑时（1:00～3:00）做吐纳、鼓漱、咽津，再导引肩背、颈项、髀等部位，如能刻意尚行，吐故纳新，导引行气则体内浊气出、新气生，筋和体柔是健康的主要标志。

二、四绝日

立春前一日，冬季绝，春未立，谓之绝日，即阴阳转换之时。春三月，主生发，二月初二谓龙抬头，表明冬去春来。丑时以后生气是生机，春分是阴阳二气均分。

立夏前一日，春季绝，夏未立，谓之绝日，即阴阳转换之时。夏三月，主生长，夏至一阴生，至日闭关养阴。卯时清明之气生，吐纳导引则气血旺盛，魂魄安定。

立秋前一日，夏季绝，秋未立，谓之绝日，即阴阳转换之时。秋三月，主收。秋分后阳气开始蛰伏，忌房劳。宜辟谷，以服气、服饵代之。凡服饵者，忌食羊血。

立冬前一日，秋季绝，冬未立，谓之绝日，即阴阳转换之时。冬三月，主收藏。冬至一阳升，冬至商旅不行，宜闭关养阳，忌沐浴，忌房事。

一年有四绝日、四立日和二分、二至日，乃阴阳转换和分开之时机，最为紧要。

第七节 《金匮要略》

东汉末年，著名医学家张仲景勤求古训。建安年间（168—188），张仲景被朝廷指派为长沙太守，每月初一、十五两天，衙门大开，是日张长沙不问政事，而为百姓诊治疾病。张仲景著《伤寒杂病论》16卷。《金匮要略》是宋代王洙、林亿、孙奇等人偶然发现《伤寒杂病论》残简，将关于杂病的部分整理成册，更名为《金匮要略》刊行于世。

若人能慎养，不令风邪干忤经络，适中经络，未流传脏腑，即医治之。四肢才觉重滞，即导引、吐纳、针灸、膏摩，勿令九窍闭塞。

第八节 《抱朴子》

东晋，葛洪著有《肘后备急方》《抱朴子》《枕中书》《金木万灵论》等，凡数百卷。葛洪为东晋大医药学家、养生学家。导引行气在葛洪看来是一门非常实用的技术，只要掌握了导引行气的要诀，几乎随时可用。

葛洪认为："不必每晨为之，但觉身有不理则行之。"在治未病方面，葛洪强调要注意自己的关节，如果关节不灵活或有声响，就要行导引行气，这样做还可以"疗未患之疾，通不和之气"。

一、养生大律

夫导引不在于立名、象物、粉绘，表形著图，但无名状也，或伸屈，或俯仰，或行卧，或倚立，或蹀躅，或徐步，或吟，或息，皆导引也。不必每晨为之，但觉身有不理则行之。皆当闭气。闭气，节其气冲以通也。亦不待立息数，待气似极，则先以鼻少引入，然后口吐出也。缘气闭既久则冲喉，若不更引而便以口吐，则气不一，粗而伤肺矣。如此则但疾愈则已，不可使身汗，有汗则受风，以摇动故也。

凡人导引，骨节有声，如此大引则声大，小引则声小，则筋缓气通也。夫导引，疗未患之疾，通不和之气，动之则百关气畅，闭之则三官血凝，实养生之大律，祛疾之玄术也。（晋·葛洪《抱朴子·别旨》）

二、还精补脑

今道引行气，还精补脑，食饮有度，兴居有节，将服药物，思神守一，柱天禁戒，带佩符印，伤生之徒，一切远之，如此则通，可以免此六害。（晋·葛洪《抱朴子·至理》）

三、人在气中

抱朴子曰：服药虽为长生之本，若能兼行气者，其益甚速，若不能得药，但行气而尽其理者，亦得数百岁。然又宜知房中之术，所以尔者，不知阴阳之术，屡为劳损，则行气难得力也。

夫人在气中，气在人中，自天地至于万物，无不须气以生者也。善行气者，内以养身，外以却恶，然百姓日用而不知焉。（晋·葛洪《抱朴子·至理》）

四、兼修

凡养生者，欲令多闻而体要，博见而善择，偏修一事，不足必赖也。又患好事之徒，各仗其所长，知玄素之术者，则曰唯房中之术可以度世矣；明吐纳之道者，则曰唯行气可以延年矣；知屈伸之法者，则曰唯导引可以难老矣；知草木之方者，则曰唯药饵

可以无穷矣。（晋·葛洪《抱朴子·微旨》）

五、行气与摄生

（一）胎息

初以授人，皆从浅始，有志不息，勤劳可知，方乃告其要耳。故行气或可以治百病，或可以入瘟疫，或可以禁蛇虎，或可以止疮血，或可以居水中，或可以行水上，或可以辟饥渴，或可以延年命。其大要者，胎息而已。得胎息者，能不以鼻口嘘吸，如在胞胎之中，则道成矣。（晋·葛洪《抱朴子·释滞》）

（二）行气

初学行气，鼻中行气而闭之，阴以心数至一百二十，乃以口微吐之，及引之，皆不欲令己耳闻其气出入之声，常令入多出少，以鸿毛著鼻口之上，吐气而鸿毛不动为候也。渐习转增其心数，久久可以至千，至千则老者更少，日还一日矣。

夫行气当以生气之时，勿以死气之时也。故曰仙人服六气，此之谓也。一日一夜有十二时，其从半夜以至日中六时为生气，从日中至夜半为死气，死气之时，行气无益也……又行气大要，不欲多食，及食生菜肥鲜之物，令人气强难闭。又禁恚怒，多恚怒则气乱，既不得溢，或令人发咳，故鲜有能为者也。（晋·葛洪《抱朴子·释滞》）

（三）摄生

是以善摄生者，卧起有四时之早晚，兴居有至和之常制；调利筋骨，有偃仰之方；杜疾闲邪，有吞吐之术；流行荣卫，有补泻之法；节宣劳逸，有与夺之要。忍怒以全阴气，抑喜以养阳气。然后先将服草木以救亏缺，后服金丹以定无穷，长生之理，尽于此矣。（晋·葛洪《抱朴子·极言》）

（四）不病

行气不懈，朝夕导引，以宣动荣卫，使无辍阂。加之以房中之术，节量饮食，不犯风湿，不患所不能，如此可以不病。（晋·葛洪《抱朴子·杂应》）

六、坚齿、聪耳、明目之道

（一）坚齿

或问坚齿之道。抱朴子曰：能养以华池，浸以醴液，清晨建齿三百过者，永不摇动。（晋·葛洪《抱朴子·杂应》）

（二）聪耳

或问聪耳之道。抱朴子曰：能龙导虎引，熊经龟咽，燕飞蛇屈鸟伸，天俯地仰，令赤黄之景，不去洞房，猿据兔惊，千二百至，则聪不损也。（晋·葛洪《抱朴子·杂应》）

（三）明目

或问明目之道。抱朴子曰：能引三焦之升景，召大火于南离，洗之以明石，慰之以阳光，及烧丙丁洞视符，以酒和洗之，古人曾以夜书也。（晋·葛洪《抱朴子·杂应》）

第九节 《养性延命录》

南北朝时，陶弘景先生出身名门，自幼好学，四五岁时就能手握芦管在灰沙上学字，10 岁时读葛洪的《神仙传》爱不释手，遂生学道修仙之念。其博通经史，致力于性命之学，成为南朝齐梁时期著名医药学家，著有《养性延命录》《补阙肘后百一方》《效验方》《药总诀》和《本草经集注》等。

《养性延命录》是陶弘景勤于实践又善于总结，在前人的基础上，对导引养生学做的较为全面的梳理。他在序言中说："夫禀气含灵，唯人为贵。人所贵者，盖贵于生。生者神之本，形者神之具。神大用则竭，形大劳则毙。若能游心虚静，息虑无为，服元气于子后，时导引于闲室，摄养无亏，兼饵良药，则百年耆寿是常分也。如恣意以耽声色，役智而图富贵，得丧萦于怀抱，躁挠未能自遣，不拘礼度，饮食无节，如斯之流，宁免夭伤之患也。余因止观微暇，聊复披览《养生要集》……今略取要法，删弃繁芜，类聚篇题，号为《养性延命录》。"序言中提到的《养生要集》虽然失传，但其精要部分今得以传承。

一、握固明目

《导引经》云：清旦未起，啄齿二七，闭目握固，漱满唾，三咽气。寻闭而不息，自极，极乃徐徐出气，满三止。便起，狼踞鸱顾，左右自摇曳，不息自极，复三。便起下床，握固不息，顿踵三还，上一手，下一手，亦不息，自极三。又叉手项上，左右自了捩，不息，复三。又伸两足及叉手前却自极，复三。皆当朝暮为之，能数尤善。平旦以两掌相摩令热，熨眼三过。次又以指按目四眦，令人目明。

按经云：拘魂门，制魄户，名曰握固，与魂魄安门户也。此固精、明目、留年、还魄之法，若能终日握之，邪气百毒不得入（握固法：屈大拇指于四小指下，把之，积习不止，眼中亦不复开。一说云：令人不遭魔魅）。（梁·陶弘景《养性延命录·导引按摩篇第五》）

二、导引消食

又有法：安坐未食前，自按摩。以两手相叉，伸臂股，导引诸脉，胜如汤药。正坐，仰天呼出，饮食群饱之气立消。夏天为之，令人凉，不热。（梁·陶弘景《养性延命录·导引按摩篇第五》）

三、津液与咽津

历代的导引养生家都十分注重津液，将津液是否增多看作是导引的功效。津液来源于饮食之气，气和津均来自食物之精微，经脾胃运化充斥于人体肌肤、脏腑之间，起润泽和营养作用。《素问·经脉别论》云："饮食入于胃，游溢精气，上输于脾，脾气散精，上归于肺，通调水道，下输膀胱，水精四布，五经并行。"说明津液的产生与饮食、脾胃的输布和气有密切关联。

《洛书·宝予命》曰：古人治病之方，和以体泉，润以元气，药不辛不苦，甘甜多味，常能服之，津流五脏，系之心肺，终身无患。

《黄庭经》曰：玉池清水灌灵根，审能修之可长存。名曰饮食自然。自然者，则是华池。华池者，口中唾也。呼吸如法，咽之则不饥也。

《老君尹氏内解》曰：唾者，漱为体泉，聚为玉浆，沉为华池，散为精汋，降为甘露。故口为华池，中有体泉，漱而咽之，溉脏润身，流利百脉，化养万神，支节毛发宗之而生也。（梁·陶弘景《养性延命录·教戒篇》）

四、背膊等痛导引法

平旦起，未梳洗前，峻坐，以左手握右手于左襟上，前却尽热授左襟三。又以右手握左手于右襟上，前却授右襟亦三次。

又叉两手向前，尽势推三次。又叉两手向胸前，以两肘向前，尽势三次，直引左臂，卷曲右臂，如挽一斛五斗弓势，尽力为之，右手挽弓势亦然。

次以右手托地，左手仰托天，尽势，右亦然。次卷两手向前筑，各三七；次卷左手尽势，向背上，握指三，右手亦如之。

疗背、膊、臂、肘劳，气数为之弥佳。

平旦便转讫，以一长挂杖策腋，垂左脚于床前，徐峻尽势，掣左脚五七，右亦如之。疗脚气，疼闷，腰肾间冷气，冷痹及膝冷脚冷，并主之。日夕三掣弥佳。

勿大饱及忍小便。掣如不用挂杖，但遣所掣脚不著地，手扶一物亦得。（梁·陶弘景《养性延命录·导引按摩篇第五》）

第十节　孙思邈养生法

唐朝大医孙思邈自幼多病，"屡造医门，汤药之资，罄尽家产"。故孙思邈立志学习经史百家著作，尤立志于学医，后行医于乡里，获得良好的声誉。其著作《备急千金要方》中作"大医精诚"为后世医生之医德规范。《备急千金要方》和《千金翼方》,其不同于《黄帝内经》《神农本草经》《伤寒论》《诸病源候论》《针灸甲乙经》等医学专著,其中汇聚了医论、方药、病因病机、导引按跷、针灸、祝由、养性、服饵、美容、辟谷、居处等,涵盖保命全形、治未病和内外妇儿各科等诸多方面的内容,被誉为中国最早的医学百科全书。另外,《摄养枕中方》亦为药王孙思邈所作,被收入《云笈七签》卷三十三。

一、起居法

彭祖曰……每旦夕,面向午,展两手于脚膝上,徐徐按捺肢节,口吐浊气,鼻引清气,良久,徐徐乃以手左托右托,上托下托,前托后托,瞑目张口,叩齿摩眼,押头拔耳,挽发放腰,咳嗽,发阳振动也。(唐·孙思邈《备急千金要方·调气法第五》)

(一)养性

鸡鸣时起,就卧中导引。导引讫,栉漱即巾,巾后正坐,量时候寒温,吃点心饭若粥等。若服药者,先饭食,服吃药酒,消息讫,入静,烧香静念。不服气者,亦可念诵,洗雪心源,息其烦虑,良久事讫,即出徐徐步庭院间散气,地湿即勿行,但屋下东西步令气散。

家事付与儿子不得关心,所营退居,去家百里五十里,但时知平安而已。应缘居所要,并令子弟支料顿送,勿令数数往来惯闹也。一物不得在意营之,平居不得嗔,不得大语大叫大用力,饮酒至醉,并为大忌。

四时气候和畅之日,量其时节寒温,出门行三里二里,及三百二百步为佳,量力行,但勿令气乏气喘而已。

亲故邻里来相访问,携手出游百步,或坐,量力宜谈笑简约其趣,才得欢适,不可过度耳。人性非合道者,焉能无闷,闷则何以遣之,还须蓄数百卷书,《易》《老》《庄子》等,闷来阅之,殊胜闷坐。

衣服,但粗缓,可御寒暑而已,第一勤洗浣,以香沾之。身数沐浴,务令洁净,则神安道胜也,浴法具《养生经》中。

所将左右供使之人,或得清净弟子,精选小心少过谦谨者,自然事闲无物相恼,令人气和心平也。凡人不能绝嗔,得无理之人易生嗔喜,妨人道性。(唐·孙思邈《千金翼方·养性第五》)

(二)按跷

常以两手摩拭一面上,令人有光泽,斑皱不生。行之五年,色如少女。摩之令二七而止。卧起,平气正坐,先叉手掩项,目向南视上,使项与手争,为之三四,使人精和血脉流通,风气不入,行之不病。

又屈动身体四极,反张侧掣,宣摇百关,为之各三。又卧起,先以手内著厚帛,拭项中四面及耳后周匝热,温温如也。项发摩顶良久,摩两手,以治面目,久久令人目自明，邪气不平。都毕，咽液三十过，导内液咽之。又欲数按耳左右令无数，令耳不聋，鼻不塞。常以生气时，咽液二七过，按体所痛处，每坐常闭目内，视存见五脏六腑，久久自得，分明了了。

常以手中指接目近鼻两眦，目睛明也。闭气为之，气通乃止，周而复始行之，周视万里。常以手按两眉后小穴中，此处目之通气者也，三九过。又以手心及指摩两目及颧上，又以手旋耳各三十过，皆无数时节也。毕，以手逆乘额上三九过，从眉中始，乃上行入发际中，常行之，勿语其状，久而上仙。修之时皆勿犯华盖。华盖，眉也。（唐·孙思邈《摄养枕中方·导引》）

（三）固精

大法有三，保精、引气、服饵。凡此三事，亦阶浅至深，不遇至人，不涉勤苦，亦不可卒知之也。然保精之术，列叙百数，服饵之方，略有千种，皆以勤劳不强为务。故行气可以治百病，可以去瘟疫，可以禁蛇兽，可以止疮血，可以居水中，可以辟饥渴，可以延年命。其大要者，胎息而已。胎息者，不复以口鼻嘘吸，如在胞胎之中，则道成矣。

夫善用气者，嘘水，水为逆流；嘘火，火为灭炎；嘘虎豹，虎豹为之伏匿；嘘疮血，疮血则止。闻有毒虫所中，虽不见其人，便遥为嘘咒我手，男左女右，彼虽百里之外，皆愈矣。

又中毒卒病，但吞三九。九当作九之气，亦登时善也。但人性多躁，少能安静，所以修道难矣。

凡行气之道，其法当在密室闭户，安床暖席，枕高二寸半，正身偃卧，瞑目闭气，自止于胸膈，以鸿毛著鼻上，毛不动，经三百息。耳无所闻，目无所见，心无所思，当以渐除之耳。若食生冷、五辛、鱼肉及喜怒忧恚而引气者，非止无益，更增气病，上气放逆也。不能闭之，即稍学之。初起三息、五息、七息、九息而一舒气，更吸之。能十二息，气，是小通也；百二十息不舒气，是大通也。此治身之大要也。常以夜半之后，生气时闭气，以心中数数，令耳不闻，恐有误乱，以手下筹，能至于千，即去仙不远矣。

凡吐气，令入多出少，入恒以鼻入口吐。若天大雾、恶风、猛寒，勿行气，但闭之为要妙也。

彭祖曰：至道不烦，但不思念一切，则心常不劳。又复导引、行气、胎息，真尔可得千岁。更服金丹大药，可以毕天不朽。清斋休粮，存日月在口中，昼存日，夜存月，令大如环，日赤色，有紫光九芒，月黄色，有白光十芒，存咽服光芒之液，常密行之无数。若修存之时，恒令日月还面明堂中，日在左，月在右，令二景与目瞳合，气相通也。所以倚运生精，理利魂神，六丁奉侍，天兵卫护，此真道也。凡夜行及眠卧，心有恐者，存日月还入明堂中，须臾百邪自灭，山居恒尔。凡月五日夜半，存日象在心中，日从口入，使照一身之内，与日共光相合会，当觉心腹霞光映照。毕，咽液九遍。到十五日、二十五日，亦如是。自得百关通畅，面有玉光。

又男服日象，女服月象，一日勿废，使人聪明朗彻，五脏生华。（唐·孙思邈《摄养枕中方·行气》）

二、守一法

夫守一之道，眉中却行一寸为明堂，二寸为洞房，三寸为上丹田。中丹田者，心也。下丹田者，脐下一寸二分是也。（唐·孙思邈《摄养枕中方·守一》）

第十一节 《服气精义论》

唐朝司马承祯年 21 岁师从潘师正学习辟谷、导引、服饵之术，后隐于天台山，数次奉召入京，复奉诏于王屋山置阳台观以居之。

司马承祯受唐玄宗命以篆、隶、楷三体书写《老子》，刊正文句，以为真本。司马承祯的导引服气法以"收心"和"守静"为主，对后世北宋周敦颐等"主静说"的形成有很大影响。

司马承祯精通医理，在《服气精义论》中详细论述了服气理论和各种方法，并根据医学基本原理，介绍大量导引养生内容。此外，司马承祯还撰有《天隐子》（又名《天隐子养生书》）及《坐忘论》《修真秘旨》《道体论》《太上升玄消灾护命妙经颂》《上清天宫地府图经》《上清侍帝晨桐柏真人真图赞》《上清含象剑鉴图》《修真精义杂论》《服气精义论》等，均收入《道藏》。

一、服气法

凡欲服气者，皆宜先疗身疹疾，使脏腑宣通，肢体安和。纵无旧疹，亦须服药去疾饮，量体冷热，服一两剂泻汤，以通泄肠胃，去其积滞，吐泻方在后，将息平复讫，乃清齐百日，敦洁操志，其间所食，渐去酸咸，减绝滋味，得服茯苓，蒸曝胡麻等药，预断谷为佳。

服气之始，亦不得顿绝其药食，宜日日减药食，宜渐渐加气。气液流通，体脏安稳，乃可绝诸药食，乃须兼膏饵消润之药助之。勿食坚涩、滓滞、冷滑之物。久久自觉肠胃虚空，全无复饥渴。消息进退，皆以意自量，不可具于此述。

宜于春秋二时，月初三日后、八日前，其取一吉日为始……吞三符讫，于静室东向室，得早朝景为佳。于东壁开一窗，令日中光正对卧，面此室之东，勿令他障隔。

以子时之后，先解发梳头数百下，便散发于后矣（初服须如此，久后亦不须散发也）。烧香（勿用薰陆香），东向正坐，澄心定思，叩齿导引。

又安坐定息，乃西首而卧（本经皆云东首，然面则向西，于存息吸引，殊为不便），床须厚暖，所覆适温，自得，稍暖为佳。腰脚已下，左右宜暖。其枕宜令低下，与背高下平，使头颈顺身平直。

解身中衣带，令阔展，两手离身三寸，仍握固，两脚相去五六寸，且徐吐气，息令调。然后想之，东方初曜之气，共日光，合丹于流晖，引此景而来，至于面前。乃以鼻

（先拔鼻孔中毛，初以两手大指下掌，按鼻左右，上下动之，十数过，令通畅）微引吸而咽之（久久乃不须引吸，但存气而咽之，其气自入，此便为妙）。

咽之三，乃入肺中。小开唇，徐徐吐气。入气有缓急，宜在任性调息，必不得顿引，至极则气粗，粗则致损。

又引咽之三。若气息长，加至五六咽，得七尤佳。如此，以觉肺间大满为度，且停咽，乃闭气。存肺中之气，随两肩入臂，至手握中，入，存下入于胃，至两肾中，随脾至两脚心中，觉皮肉间习习如虫行为度。讫，任微喘息。

少时，待喘息调，依法引导送之，觉手足润，温和调畅为度（诸服气方，直存入腹，不先向四肢，故致四肢送冷，盛脏壅滞。是以必须先四肢，然后入腹，即气自然流宣也）。

此后，不复须存在肺，直引气入大肠、小肠中，鸣转通流脐下为度。应如此，以肠中饱满乃止。

则竖两膝，急握固，闭气，鼓腹九度，就鼓中仍存其气，散入诸体。闭之欲极，徐徐吐之，慎勿长。若气急，稍稍并引而吐之。若觉腹中阔，此一极则止。如腹犹满急，便闭气鼓之。

讫，舒脚，以手摩面。将胸心而下数十度，并摩腹绕脐手十数度。展脚趾，向上，反偃数度，乃放手纵体，忘心遗形。

良久，待气息、关节调平，讫，乃起。若有汗，以粉摩拭头面颈项。平坐，稍动摇关节，体和如常，可起动。其中随时消息，触类多方，既不云烦述，善以意调适之。

二、服三、五、七、九气法

徐徐以鼻微引气，纳之三，以口一吐死气，久久便三气。

次后引五气，以口一吐死气，久久便五气。

次引七气，以口一吐死气，久久便七气。

次引九气，以口一吐死气，久久便九气。

因三五七九而并引之，以鼻二十四气纳之，以口一吐死气，久久便二十四气。

咽逆报之报之法，因从九数下到三。复顺引之咽，可九九八十一咽气，而一吐之以为节也。此法以入气多吐气少为妙者。若不作此限，数渐增入，则意于常数之耳。死气者，是四时五行休死之气，存而吐之。自余节度，仍依常法。

三、服六戊气法

气旦，先从甲子旬起，向辰地，舌料上下齿，取津液，周旋三至而一咽，止；次向寅，次向子，次向戌，次向申，次向午。

又法：起甲子日，匝一旬，恒向戊辰咽气，甲戌日则向戊寅，余旬依此为之。

此六戊法，亦是一家之义。以戊气入于脾，为禀之本，故也。此真不饥。若通益诸体，则不逮余法矣。

四、养五脏五行气

春以六丙之日，时加巳，食气百二十，助于心，令心胜肺，无令肺伤肝，此养肝之义也。

夏以六戊之日，时加未，食气百二十，以助脾，令脾胜肾，不伤于心也。

季夏以六庚之日，时加申，食气百二十，以助肺，令肺胜肝，不伤于脾也。

秋以六壬之日，时加亥，食气百二十，以助肾，令肾胜心，不伤于肺也。

冬以六甲之日，时加寅，食气百二十，以助肝，令肝胜脾，不伤于肾也。

第十二节　按摩吐纳法诀

一、老子按摩法

两手捺髀，左右捩身二七遍。

两手捻髀，左右纽肩二七遍。

两手抱头，左右纽腰二七遍。

左右挑头二七遍。

一手抱头，一手托膝三折，左右同。

两手托头，三举之。

一手托头，一手托膝，从下向上三遍，左右同。

两手攀头下向，三顿足。

两手相捉头上过，左右三遍。

两手相叉，托心前，推却挽三遍。

两手相叉，著心三遍。

曲腕筑肋挽肘，左右，三遍。

左右挽，前右拔，各三遍。

舒手挽项，左右三遍。

反手著膝，手挽肘，覆手著膝上，左右亦三遍。

手摸肩，从上至下使遍，左右同。

两手空拳筑三遍。

两手相叉反复搅，各七遍。

纽指三遍。

两手反摇三遍。

两手反叉，上下纽肘无数，单用十呼。

两手上耸三遍。

两手下顿三遍。

两手相叉头上过，左右申肋十遍。

两手拳反背上，掘脊上下亦三遍。

两手反捉，上下直脊三遍。

覆掌搦腕内外振三遍。

覆掌前耸三遍。

覆掌两手相叉交横三遍。

覆手横直，即耸三遍。

若有手患冷，从上打至下，得热便休。

舒左脚，右手承之，左手捺脚耸上至下，直脚三遍，右手捺脚亦尔。

前后捩足三遍。

左捩足，右捩足，各三遍。

前后却捩足三遍。

直脚三遍。

纽髀三遍。

内外振脚三遍。

若有脚患冷者，打热便休。

纽髀以意多少，顿脚三遍。

却直脚三遍。

虎据，左右纽肩三遍。

推天托地左右三遍。

左右排山负山拔木，各三遍。

舒手直前，顿申手三遍。

舒两手两膝各三遍。

舒脚直反，顿申手三遍。

捩内脊外脊各三遍。（唐·孙思邈《备急千金要方·按摩法第四》）

老子按摩法是隋唐以前流行的导引按跷法，可以成套习练，亦可单用，法中"申"通"伸"，伸筋拔骨之意，乃导引之要诀。老子按摩法之导引势，以伸展两臂和下肢是主要导引势，还有抬头、转颈项、扭腰、扭髀、振脚、顿伸等，增气力的有排山、负山、拔木和虎踞等，调理脾胃的有"推天托地导引势"。其按跷手法的特点是左右交叉，伸展与按跷并用；对治手脚冷，则采用拍打法，"打热便休"。

二、天竺国按摩法

天竺国按摩，此是婆罗门法。

两手相捉纽捩，如洗手法。

两手浅相叉，翻覆向胸。

两手相捉共按胫，左右同。

以手如挽五石力弓，左右同。

作拳向前筑，左右同。

如拓石法，左右同。

作拳却顿，此是开胸法，左右同。

大坐斜身，偏敧如排山，左右同。

两手抱头，宛转髀上，此是抽胁。

两手据地缩身曲脊，向上三举。

以手反捶背上，左右同。

大坐申两脚，即以一脚向前虚掣，左右同。

两手拒地回顾，此是虎视法，左右同。

立地反拗身，三举。

两手急相叉，以脚踏手中，左右同。

起立，以脚前后虚踏，左右同。

大坐伸两脚，用当相手勾所伸脚着膝中，以手按之，左右同。

上十八势，但是老人日别能依此三遍者，一月后百病除，行及奔马，补益延年，能食，眼明轻健，不复疲乏。（唐·孙思邈《备急千金要方·按摩法第四》）

天竺国按摩法，又名"婆罗门导引十八势"，孙思邈对其评价极高。其导引势都很经典，如"以手如挽五石力弓"，即左右开弓似射雕；"作拳向前筑"，即攒拳怒目争气力；"两手急相叉，以脚踏手中"，即两手攀足固肾腰等。其按跷法有按胫、抽胁等，还有反手捶背、开胸和虎顾导引按跷法。

第十三节　行气法

吐纳行气法是基础方法，可选择适合自己的方法习练，最好有明师指导。

一、吐纳法

每旦夕，面向午，展两手于脚膝上，徐徐按捺肢节，口吐浊气，鼻引清气（凡吐者去故气，亦名死气，纳者取新气，亦名生气，故老子经云：玄牝之门，天地之根，绵绵若存，用之不勤。言口鼻天地之门，可以出纳，阴阳死生之气出）。

良久，徐徐乃以手左托右托，上托下托，前托后托，瞑目张口，叩齿摩眼，押头拔耳，挽发放腰，咳嗽，发阳振动也。双作只作，反手为之，然后掣足仰振，数八十、九十而止。仰下徐徐定心，作禅观之法，闭目存思，想见空中太和元气，如紫云成盖，五色分明，下入毛际，渐渐入顶。

如雨初晴，云入山透皮入肉，至骨至脑，渐渐下入腹中，四肢五脏皆受其润，如水渗入地若彻，则觉腹中有声汩汩然，意专思存，不得外缘，斯须即觉元气达于气海，须臾则自达于涌泉，则觉身体振动，两脚蜷曲，亦令床坐有声拉拉然，则名一通。

一通二通乃至日别得三通五通，则身体悦怿，面色光辉，鬓毛润泽，耳目精明，令人食美，气力强健，百病皆去，五年十岁，长存不忘，得满十万通，则去仙不远矣。

人身虚无，但有游气，气息得理，即百病不生。若消息失宜，即诸痾竟起。善摄养

者，须知调气方焉。调气方，疗万病大患，百日生眉须，自余者不足言也。（唐·孙思邈《备急千金要方·调气法第五》）

二、调息法

古云：息者气也，人物之生，莫不有窍为之出入也。惟口鼻之气，有出有入，人皆知之，若目之气泄于视，耳之气泄于听，前后二阴之气泄于便溺，玄府之气泄于沛空，人则不知也。故俭其视听，节其饮食，避其风寒，此调气之要也，岂特调其呼吸而已哉。

养生者，必知养气。能养气者，可以长生。故调气者，顺其气也；服其气者，纳其气也；伏其气者，闭其气也，皆曰：养气。（明·万全《养生四要》）

三、小周天法

先将身心澄定，面东趺坐，平坐亦可，但前膝不可低，肾子不可着物。呼吸和平，以手作三昧印，掐无名指，右掌加左掌上，按于脐下，叩齿三十六通，以集心神，赤龙搅海，内外三十六遍。赤龙，舌也；内外，齿内外也。双目随舌运转，舌抵上腭，静心数息，三百六十周天毕，待神水满，漱津数遍，用四字诀（摄提谷道，舌抵上腭，目闭上视，鼻吸莫呼）。

从任脉撮过谷道，到尾闾，以意运送，徐徐上夹脊中关，渐渐速些，闭目上视，鼻吸莫呼，撞过玉枕（颈上脑后骨），将目往前一忍，直转昆仑（头顶），倒下鹊桥（舌），分津送下重楼入离宫（心也），而至气海（脐下穴也）。

略定一定，复用前法，连行三次，口中之津，分三次咽下，所谓天河水逆流也。静坐片时，将手左右擦丹田一百八下，连脐抱住，放手时，将衣被脐腹间围住，勿令风入（古所谓养得丹田暖暖热，此是神仙真妙法）。

次将大指背擦热，拭目十四遍，去心火；擦鼻三十六遍，润肺；擦耳十四遍，补肾；擦面十四遍，健脾。

两手掩耳鸣天鼓，徐徐将手往上，即朝天揖，如是者三，徐徐呼出浊气四五口。鼻收清气，两手抱肩，移筋换骨数遍，擦玉枕关二十四下，擦腰眼（即肾堂）一百八下，擦足心（即涌泉）各一百八下，谓之一周。久久行之，精神强旺，百病不生，长生耐老。（清·尤乘《寿世青编·调息》）

第十四节　调气要诀

彭祖曰：道不在烦，唯能不思衣食，不思声色，不思胜负，不思曲直，不思得失，不思荣辱。

心无烦，形勿极，而兼之以导引行气不已，亦可得长年，千岁不死。凡人不可无思，当以渐遣除之。

彭祖曰：和神导气之道，当得密室，闭户安床暖席，枕高二寸半，正身偃卧，瞑目，闭气于胸膈中，以鸿毛著鼻上而不动，经三百息，耳无所闻，目无所见，心无所思，如此则寒暑不能侵，蜂虿不能毒，寿三百六十岁，此邻于真人也。

凡调气之法，夜半后，日中前，气生得调；日中后，夜半前，气死不得调。

调气之时，则仰卧床，铺浓软，枕高下其身平，舒手展脚，两手握大拇指节（两手握固），去身四五寸，两脚相去四五寸，数数叩齿，饮玉浆（咽津），引气从鼻入腹，足则停止，有力更取，久住气闷，从口细细吐出尽，还从鼻细细引入。出气一如前法，闭口以心中数，数令耳不闻，恐有误乱，兼以手下筹，能至千则去仙不远矣。

若天阴雾、恶风、猛寒，勿取气也，但闭之。（唐·孙思邈《备急千金要方·调气法第五》）

一、调气诀

诀曰：鼻为天门，口为地户。则鼻宜纳之，口宜吐之，不得有误，误则气逆，气逆则生疾。吐纳之际，尤宜慎之，亦不使自耳闻。调之或五或七至九，令平和也，是曰调气。毕则咽之，夜睡则闭之，不可口吐之也。（宋·张君房《云笈七签·诸家气法》）

二、淘气诀

诀曰：凡人五脏，亦各有正气。夜卧闭息，觉后欲服气，先须转令宿食消，故气得出，然后始得调服。

其法：闭目握固仰卧，倚两拳于乳间，竖两膝，举背及尻，间闭气，则鼓气海中气，使自内向外，轮而转之，呵而出之，一九或二九止，是曰淘气。毕则调之。（宋·张君房《云笈七签·诸家气法》）

三、鼓腹淘气诀

淘气诀：闭目仰面，举腰脊，鼓气海中气，使内外转，吐而去之，不使耳闻，一九二九止。若五脏三焦壅，即以六气治之，所谓嘘呵呼呬吹嘻是也。嘘属肝，呵属心，呼属脾，呬属肺，吹属肾，嘻属三焦。导引家不经师授，大月从嘘为顺行，小月从嘻为逆行，以理推之，不应如是。大抵六字泻而不补，但觉壅即行，本脏疾已即止，岂可还日行之，古人有言，六气出不可过，过则伤正气。（《圣济总录·神仙导引上》）

四、幻真先生淘气诀

凡人五脏，亦各有正气，夜卧闭息，觉后欲服元气，须转令宿食消，故气得出，然后始得调服。

其法：闭目，握固，仰卧，倚两拳于乳间，竖膝，举背及尻，闭气，则鼓气海中气，使自内向外，轮而转之，呵而出之，一九或二九，止，是曰淘气。毕则调之。（《幻真先生服内元气诀》）

五、咽气诀

诀曰：服内气之妙，在乎咽气。世人咽外气以为内气，不能分别，何其谈哉！吐纳之士，宜审而为之，无或错误耳。

夫人皆禀天地之元气而生身，身中自分元气而理。每咽及吐纳，则内气与外气相应，自然气海中气随吐而上，直至喉中。但候吐极之际，则辄闭口，连鼓而咽之，令郁然有声汩汩然，从男左女右而下，纳二十四节，如水沥沥，分明闻之也。如此，则内气与外气相顾，皎然而别也。

以意送之，以手摩之，令速入气海。气海，脐下三寸是也，亦谓之下丹田。初服气人，上焦未通，以手摩之，则令速下。若流通，不摩亦得。一闭口，三连咽，止。干咽，号曰云行。一湿口咽，取口中津咽，谓之雨施。

初服气之人，气未流行，每一咽则旋行之，不可遽至三连咽也。候气通畅，然渐渐加之，直至于小成也。

一年后，始可流通，三年功成，乃可恣服。新服气之人，气既未通，咽或未下，须一咽以为候，但自郁然有声，汩汩而下，直入气海。（宋·张君房《云笈七签·诸家气法》）

六、行气诀

法曰：下丹田近后二穴，通脊脉，上达泥丸。泥丸，脑宫津名也。每三连咽，则速存下丹田，所得内元气，以意送之，令入二穴。因想见两条白气，夹脊双引，直入泥丸，熏蒸诸宫，森然遍下毛发、面部、头项、两臂及手指，一时而下入胸，至中丹田。中丹田，心宫神也。灌五脏，却历入下丹田至三星，遍经胜、膝、胫、踝，下达涌泉。涌泉，足心是也。所谓分一气而理，鼓之以雷霆，润之以风雨之状也。只如天有泉源，非雷霆腾鼓，无以润万物。

若不回荡浊恶之气，则令人有不安。既有津液，非漱咽之，不堪溉灌五脏，发其光彩，终不能还精补脑；非交合，则不能溯而上之。

咽服内气，非吐纳则不能引而用之。是知回荡之道，运用之理，所以法天则地。想身中浊恶结滞，邪气瘀血，被正荣气荡涤，皆从手足指端出去，谓之散气。气散则展手指，不须握固。如此一度，则是一通。通则无疾，则复调之。以如使手，使手复难，鼓咽如前，闭气鼓咽至三十六息，谓之小成。

若未绝粒，但至此常须少食，务令腹中旷然虚净。无问坐卧，但腹空则咽之。一日通夕至十度，自然三百六十咽矣。若久服气，息顿三百六十咽，亦谓之小成。一千二百咽，谓之大成，谓之大胎息。但闭气数至一千二百息，亦是大成。然后胎不结，然不能炼形易质，纵得长生，同枯木，无精光。（宋·张君房《云笈七签·诸家气法》）

七、炼气诀

诀曰：服气炼形，稍暇入室，脱衣散发，仰卧，展手勿握固，梳头令通，垂席上布之，则调气咽之。咽讫便闭气，候极乃冥心绝想，任气所之通理，闷即吐之，喘息即调之。候气平又炼之，如此十遍即止。新服气之人未通，有暇渐加一至十，候通，渐加之二十至五十，即令遍身汗出。如有此状，是其效也。安心和气，且卧，勿起冲风，乃却老延年之良术尔。但津液清爽，时为之尔，气昏乱欲睡，慎勿为也。常勤行之，四肢烦闷不畅亦为之，不必每日旦。要清爽时为之，十日、五日亦不拘也。《黄庭经》云：千灾已消百病痊，不惮虎狼之凶残，亦以却老年永延。（宋·张君房《云笈七签·诸家气法》）

八、闭气诀

诀曰：忽有修养乖宜，偶生疾患，宜速于密室依服气法，布手足讫，则调气咽之。念所苦之处，闭气想注，以意攻之。气极则吐之，讫，复咽，相继依前攻之，气急则止，气调复攻之。或二十至五十攻，觉所苦处汗出通润即止。如未损，即每日夜半，或五更，昼日，频作以意攻及。若病在头面手足，但有疾之处则攻之，无不愈者。是知心之使气，甚于使手，有如神助，功力难知也。（明·高濂《遵生八笺·延年却病笺》）

九、闭气歌诀

忽然身染疾，非理有损伤。敛意归闲室，脱身卧本床。仰眠兼握固，叩齿音与焚香。三十六咽足，丹田气越常。随心连引到，损处最为良。汗出以为度，省求荣广利方。（明·高濂《遵生八笺·延年却病笺》）

十、胎息根旨要诀

古修胎息者，寻其所著，皆未达于玄门。据其文字所陈，悉皆互有得失。或云：无气是胎，闭气不喘是息。各执一门，未有所趣，迷误后学，疑惑益滋。而修生之人，性命已殂，足可悲哉！

余今所得，实为简易，将来学人，保而深惜。夫云服气，即胎息之妙用也。切在分析内、外气，及在脏腑之气，统一身之所生，不可得而知也，此气须日日生之。凡粗气在荣卫之中，为喘鸣之气。气本粗者命促，气本细者命长。众气在脏腑之内，为运动之气。此两者并非修服之气。

其胎息者，是天地阴阳二气。初结精之气。气结而为形，形既成立，则精气光凝为双瞳子。双瞳子者，即父之精气，号为纯阳之精，故能鉴视万物。又受母之阴气而成玄牝者，即口鼻也。是知形为受气之本，气为成形之根，则此二气为形之根蒂者也。根蒂既成，则能随母呼吸，绵绵十月，胎体成而生，故修养者效之。夫云复其根本，此胎息之要也。

古皆云：气海者，为气之根本。此说非也。为不知其所止，是以复之无益。古仙皆口口相授，非著于文字之中，盖欲贻其同志。所谓根本者，正对脐第十九椎，两脊相夹脊中空处，膀胱下近脊是也，名曰命蒂，亦曰命门，亦曰命根，亦曰精室，男子藏精，女子以藏月水，此则长生气之根本也。今之所复其根本，修其所生，斯则形中母子，何不守之！夫气为母，而神为子，气则精液也。气无形质，随精液以上下，但先立形，则因形而住。气为其母，而子不舍母，则依母而住。神气住形中，故能住世，长生久视。故修生之人，常令神与气合，子母相守，自然玄牝无出入息也。庄周云：真人息以踵，言其息深深也。老子经云：深根固蒂，是为复命。此乃命门元气根本之旨也。将来君子，勿得轻泄耳。（宋·张君房《云笈七签·诸家气法》）

十一、胎息杂诀

一经云：但徐徐引气出纳，则元气亦不出也，胎息者然。内外气不杂，此名胎息。然初用功之人，闭固内气讫，亦鼻中微微通气往来，便令不至咽喉而返，气则逆满上冲，不可抑塞，如此，即徐徐放令通畅，候气调即复闭之。切在徐徐鼻中出入，勿令至喉，极力抑忍，为之须臾，忽然自得调畅，内外泰定（此盖关节开、毛窍通故也）。到此，即千息亦不倦矣！

又胎息月妙，切在无思无虑，体合自然，心如死灰，形如枯木，即百脉畅，关节通矣！若忧虑百端，起灭相继，欲求至道，徒费艰勤，终无成功（桑榆子曰：有苦恼之气，有贪恶之气，诸如此类，皆邪气，横中能为元气之关防，亦犹小人当路，则君子无所呈其才也）。此道至微至妙，出尘之士方可为之。未离名利之间，徒劳介意（桑榆子曰：纵未出尘，但能使心不乱，不见可欲则可矣）。

经云：咽气满讫，便闭气存想，意如流水，前波已去，后浪续起。凡胎息用功后，关节开通，毛发通畅，即依此，但鼻中微微引气，想从四肢百脉孔出，往而不返也。后气续到，但引之而不吐也。切在于徐徐。虽云引而不吐，所引亦不入于喉中，微微而散。如此，内气亦不流散矣。（宋·张君房《云笈七签·诸家气法》）

十二、胎息诀

《胎息铭解》：三十六咽，一咽为先，吐惟细细，纳惟绵绵，坐卧亦尔，行立坦然。戒于喧杂，忌以腥膻。假名胎息，实曰内丹。非只治病，决定延年。久久行之，名列上仙。

高子曰：上《胎息诀》与后《李真人十六字诀》相同。但此条每于半夜子后，或丑寅时候，冬月恐子时严寒，夏月恐午时太热，故冬以寅时，夏以酉时，亦不为败时。

初起如此，习久坐下即是子午，何必因时？初起握固，以脚后跟曲转，顶住玉茎柯根，使精气固定，手跌足盘，以行其气。

务依此铭，一咽一吐，皆从鼻窍中出入。出声宜细，不念有声闻之于耳。三十六咽数毕，舒伸四肢，鼻引清气，亦勿咽入喉中，只昂头引向遍体四肢，以手足徐伸缩而导引之。

凡腹中气转哕上，亦勿使之直放口中出，往亦用昂头，徐徐舒伸手足，导而引之，使气遍转四肢。

凡行持间忽遇此气转动上达，皆如此以导引之。余则日得空闲，即以唐李真人十六字行之，自然不饥不渴，如常饮食一般，不可厌倦间断。久久行之，功不尽述。（明·高濂《遵生八笺·延年却病笺》）

十三、胎息

初学调息，须想其气，出从脐出，入从脐灭。调得极细，然后不用口鼻，但以脐呼吸如在胞胎中，故曰胎息。

初闭气一口，以脐呼吸，数之至八十一，或一百二十，乃以口吐气出之，当令极细，以鸿毛着于口鼻之上，吐气而鸿毛不动为度。渐习渐增，数之久可至千，则老者更少，日还一日矣……但知闭气，不知胎息，无益也。（明·袁黄《祈嗣真诠·养气》）

养生之诀云：调息要调真息。真息者，胎息也。儿在胎中，无吸无呼，气自转运。养生者，呼吸绵绵，如儿在胎之时，故曰胎息。（明·万全《养生四要》）

十四、十六字妙诀

唐李真人长生十六字妙诀：一吸便提，气气归脐。一提便咽，水火相见。

上十六字，仙家名曰十六锭金，乃至简至易之妙诀也。无分于在官不妨政事，在俗不妨家务，在士商不妨本业，只于二六时中，略得空闲，及行住坐卧，意一到处，便可行之。

口中先须嗽及三五次，舌搅上下腭，仍以舌抵上腭，满口津生，连津咽下，汩然有声。随于鼻中吸清气一口，以意会及心目寂地，直送至腹脐下一寸三分丹田元海之中，略存一存，谓之一吸。

随用下部轻轻如忍便状，以意力提起使归脐，连及夹脊双关肾门，一路提上，直至后顶玉枕关，透入泥丸顶内。其升而上之，亦不觉气之上出，谓之一呼。一呼一吸，谓之一息。气既上升，随又似前汩然有声咽下，鼻吸清气，送至丹田，稍存一存，又自下部如前轻轻提上，与脐相接而上。所谓气气归脐，寿与天齐矣。

凡咽下，口中有液愈妙，无液亦要汩然有声咽之。如是一咽一提，或三五口，或七九口，或十二，或二十四口，要行即行，要止即止。只要不忘，作为正事，不使间断，方为精进。如有风疾，见效尤速。久久行之，却病延年，形体变，百疾不作，自然不饥不渴，安健胜常。

行之一年，永绝感冒痞积、逆滞不和、痈疽疮毒等疾，耳聪二目明，心力强记，宿疾俱瘳，长生可望。如亲房事，欲泄未泄之时，亦能以此提呼咽吸，运而使之归于元海，把牢春汛，不放龙飞，甚有益处。所谓造化吾手，宇宙吾心，妙莫能述。（明·高濂《遵生八笺·延年却病笺》）

第十五节　《云笈七签》

宋代，张君房官至尚书度支员外郎，充集贤校理，奉命校正秘阁道书，编成《大宋天宫宝藏》4565 卷，张君房又集其精华，辑成《云笈七签》122 卷。《云笈七签》内有丰富的古代导引行气、存想守一、咽液服气、内丹房中等导引医学文献。道书云："导引秘经，千有余条，或以逆却未生之众病，或以攻治已结之笃疾，行之有效，非空言也。"

以下辑录《云笈七签》之元气论、导引按跷和行气观想相关内容。

一、元气论

元气诀云：天地自倾，我命自然，黄帝求玄珠，使离娄不获，罔象乃获者，玄珠气也，离娄目，罔象心也。元无者，道体虚无自然，乃无为也。无为者，心乃不动也。不动也者，内心不起，外境不入，内外安静，则神定气和。神定气和则元气自至，元气自至则五脏通润，五脏通润则百脉流行，百脉流行则津液上应，而不思五味，饥渴永绝，三田道成，则体满脏实，童颜长春矣！夫元气修炼，气化为血，血化为髓，一年易气，二年易血，三年易脉，四年易肉，五年易髓，六年易筋，七年易骨，八年易发，九年易形。（宋·张君房《云笈七签·诸家气法·元气论并序》）

二、导引杂说

《嚵翠霞》：此谓导引服气，稍与枕中方相类，俱用之。两手相捉，细挼，如洗手法。两手相叉，翻覆向胸前，如挽三石弓力，左右同。两手相重，共按髀，徐徐捩身，以返捶背上十度，作拳向后筑十度。

大坐偏倚如排山，如把千斤石，上下数度。两手抱头，宛转髀比上。两手据地，缩身曲脊三度。两手相叉，以脚蹋中立地，反拗三举，起立，以脚前后踏空。大坐，伸脚，以手勾脚指。

又导引法在枕中卷，与此导引消息，并宜相参作之，大佳。（宋·张君房《云笈七签·导引杂说》）

三、气法

凡用气法，先须左右导引，令骨节开通，筋柔体弱，然后正身端坐吐纳。（宋·张君房《云笈七签·大威仪先生玄素真人要用气诀》）

第十六节　《圣济经》和《圣济经总录》

宋徽宗赵佶在位 25 年，对医学的发展作出了重大贡献。其亲自撰写的《圣济经》共 10 卷，成书于 1118 年。《圣济经》以函述医道为出发点，儒道兼融，以气为养生立命之道，主张天人合同。

宋徽宗在撰《圣济经》的同时，又命医官们集体编撰《圣济总录》，历时 7 年（1111—1117）而成，共 200 卷。《圣济总录》又名《政和圣济总录》。全书收集历代方书及民间方药，并摘录道家修炼方法，其中导引行气内容有"神仙导引""神仙服气""神仙炼丹"等，还论述了"服气辟谷"和"服饵辟谷"等。《圣济总录》中有关导引服气法的论述有 3 卷之多，收集了大量唐代以前的各种导引服气方法。"元气难积而易散，关节易闭而难开。"这两句是《圣济总录》对导引按跷之核心思想的总结。元气充沛和关节的开闭都在自己的掌控之中，故贤者曰"我命在我不在天"。

宋徽宗的保命全形的导引医学思想，充分体现了以人为本。如书中云："形全则神全。"又云："阴阳不可以偏养也，不可以偏胜也。"又云："精太用则竭，其属之肾，专以啬之可也。神太用则劳，其藏在心，静以养之可也。惟静专然后可以内守。"其对金元四大家之首的刘完素影响极大（上述文字散见于《素问病源气机保命集》中），并为金元以后的医学奠定了基础。

一、存神驭气

人受天地之中以生，所谓命也。形者，生之舍也。气者，生之原也。神者，生之制也。形以气充，气鳌而形病。神因气住，气纳则神存。

修真之士，法于阴阳，和于术数，持满御神，专气抱一，以神为车，以气为马，神气相合，乃可长生。故曰，精有主，气有原。呼吸元气，合于自然，此之谓也。

昔之明乎此者，吹嘘呼吸，吐故纳新，熊经鸟伸，导引按跷，所以调其气也；平定气息，握固凝想，神宫内视，五脏照彻，所以守其气也；法则天地，顺理阴阳，交媾坎离，济用水火，所以交其气也；神水华池，含虚鼓漱，通行营卫，入于元宫，溉五脏也；服气于朝，闷息于暮，阳不欲泆，阴不欲覆，炼阴阳也。(《圣济经·存神驭气章》)

二、养形全生

《体真篇》曰：形全则神全，故养形足以全生；得中则制命，故受中足以立命。又云：养真有二，有藉外而修之者，有因内而养之者。藉外而修，服食补养是也。因内而养，精神内守是也。世之人知因内者少，知藉外者众……间有自索于形体之内，息虑坐观，则内视者也。复持还精补脑，则交运丹田之术耳。是数者虽若有得，然非精神内守之正也。(《圣济经·存神驭气章》)

三、导引之大要

一气盈虚，与时消息。万物壮老，由气盛衰，人之有是形体也。因气而荣，因气而病，喜怒乱气，情性交争，则壅遏而为患，炼阳消阴，以正遣邪，则气行而患平。

矧夫中央之地，阴阳所交……其病多痿厥寒热，故导引按跷之术，本从中央来，盖斡旋气机，周流营卫，宣摇百关，疏通凝滞，然后气运而神和。内外调畅，升降无碍，耳目聪明，身体轻强，老者复壮，壮者益治。

圣人谓呼吸精气，独立守神，然后能寿敝天地，调和阴阳，积精全神，然后能益其寿命，盖大而天地，小而人物，升降出入，无器不有。

善摄生者，惟能审万物出入之道，适阴阳升降之理，安养神气，完固形体，使贼邪不得入，寒暑不能袭，此导引之大要也。(《圣济总录·治法·导引》)

四、神仙服气

凡纳气则气上升，吐气则气下流，久自觉气周于身中。若行气未定，意中疲倦，便炼气，以九十息为一节，三九二百七十息为一周。行气令肝肝满脏，无令气大出，闭气于内，九十息一咽。咽未足者，复满九十息，三九自足，无顿数也。

当念气使随发际上极，及流四肢，四肢自热，下至三里。经曰：行气常以月一日至十五日，念气从手十指出；十六日至三十日，念气从足十趾出，久自觉气通手足。行之不止，身日轻强，气脉柔和，荣卫调畅。

长生之道，在于行气，灵龟所以长存，服气故也。诸行气之后，或还欲食者，初饮米汁粥，日增一口，以渐加之，十日以后，可食淖饭，勿致饱也。（《圣济总录·神仙服气》）

第十七节　《道枢》

宋代，曾慥，号至游子，编著《至游子》2卷，收入《百子全书》；编撰《类说》《皇宋诗选》《乐府雅词》《集神仙传》《高斋漫录》等。曾慥后来隐居修身编撰《道枢》42卷，收入《道藏》。

曾慥在《道枢·众妙篇》卷首云："导养之方，治性保形，行之不怠，进于长生。"《道枢》之名，源于《庄子·齐物论》"彼是莫得其偶，谓之道枢"，含有道法精要之意。《道枢》举凡导引经典如《参同契》《黄庭经》《悟真篇》《金碧龙虎》等，导引理法如周天、坎离、炼精、养气、存神、胎息等，导引人物如钟离子、纯阳子、华阳子、海蟾子及黄帝时期的赤松子、阴长生等。《道枢·颐生篇》题目下有2行小字云："按跷之方，出于玄策，可以延年，可以驱疾。"其开篇云："施真人曰：养生者，以不损为本；进道者，以无病为先。"

站姿和坐姿八段锦导引法，最早有文字记载的是《道枢·众妙篇》："仰掌上举以治三焦者也。左肝右肺如射雕焉。东西独托，所以安其脾胃矣。返复而顾，所以理其伤劳矣。大小朝天，所以通其五脏矣。咽津补气，左右挑其手。摆鳝之尾，所以祛心之疾矣。左右手以攀其足，所以治其腰矣。"曾慥称八段锦导引法是古德传承度世练形之法，相传八段锦导引法是由钟离权和吕祖传承。

一、心肾交会法

鼻引其气，闭口冥目正坐，左右手抱外肾郁透热，乃以心意抱肾，上逆送之。

又引气，急想其心如姹女，交肾而合精；复想肾为男，感而交合。上下五十过，则著身将其精逆上入于心，复令心血降下。如此上下者三七过，然后收入脾宫锁之。（宋·曾慥《道枢·众妙篇》）

二、调气养生法

凡子之后，午之前，披衣端坐，男以左足压右足，女以右足压左足。握固，调息住气，俟其气壅，则以其鼻长引其气，闭目，依六气之法（使其字），微出其气，耳不可闻也。

春东向，夏南向，季夏属土，以行脾气，则西南向，秋西向，冬北向。方其行之森然，放身使气通和，可起则起。男下床先左足焉，女穿衣先右足焉。跨勿务高，唾勿及

远，行勿疾，首欲数栉，至于数百，齿欲常扣，至于数十，手掌相摩拭面数十过，面热而止。（宋·曾慥《道枢·调气篇》）

三、换骨延龄法

欲修身者，于丑之时，东向平坐，先扣齿，次鸣天鼓，各三十六。

乃用左右手抬脐之者九过，其名曰三爻。用肩左右扭九过，其名曰返山。用左右手相抱左右舞者九过，其名曰舞玉。用其首左右视后精膝者九过，其名曰虎视金精。用其首前点者八过，其名曰六爻上朝丹阙。用其首左右打肩者九过，其名曰擎摆金精。

盘足而坐，想足板内水渐入精膝，穿于青宫，上入于泥丸，去前明堂，下穿于肺、肝、心、肾、脾内而过，如是者八一过。行之九载，道斯成矣。此神仙换骨之法，上士延龄之方也。（宋·曾慥《道枢·泥金篇》）

四、实髓健骨法

纯阳真人曰：金丹之要，存升关闭，过关无急，火候无差，产成金液者也。于子之时，一阳初动之后，披衣正坐，握固内定，存下腰身，使肾合气聚。

觉脐腹微热，渐升共身，微偃其脊，运肾之气，复过尾闾，自下而上，次过于中关，于玉京直入于泥丸，以补其脑，自然髓实骨健。若炼金丹，则作退火焉。（宋·曾慥《道枢·修真指玄篇》）

五、挽射强身法

闭口盘坐，直行攀拳胸前，如握弓之势，左右托开，前手充如托泰山，后手如抱婴孩，右手擘退其弦，缓缓尽力挽开，如满月焉。

然后力极转而腕节左右各三，其名曰挽射。此法能开大椎之关，畅龟蛇之穴，内通缝阙，流达上焦，可以目不赤，喉不瘤，口不疮，腮不痄，背不痛。行之六年，万毒莫能攻矣。（宋·曾慥《道枢·圣胎篇》）

六、补虚益气法

天气五日一候，故修炼者亦五日一进退火候焉。三气在于黄庭。其法用戌亥至于子，静坐幽室，屏去思虑，微隐于几。轻胁其腹，使鼻中绵绵，用之不勤，默存丹田如火轮焉，其转不倦，胁之勿动，困则暂止。再胁者，盖以聚所散之气，想火转之于肾，心火下入于黄庭。始则其腹微痛，次则渐热。行之可以补虚益气，积而延年。（宋·曾慥《道枢·修真指玄篇》）

七、苍鸦鼓翼法

闭口盘坐，缩赤龙之尾，铺左右手背于胸腹间，浮浮翅扬而合，摆其数二九，名曰苍鸦鼓翼。此法能开胸背七十二骨，散五内之邪气，通凤凰之关（肘后一节尾闾也），

转助脾轮以消水谷，壮真元于胃脘，畅和四支。行之九年，力暴猛虎矣。（宋·曾慥《道枢·圣胎篇》）

八、闭口攻病法

昔有过乎饮食，注满于胸臆，或寒热凝滞，或痛结壅塞，则静坐以鼻引其清气，口闭不开，多入少出，以攻其病，太紧则放焉。三五过则疾除矣。（宋·曾慥《道枢·会真篇》）

九、吐浊纳清

嵩岳仙人（李奉时）曰：炼质者，当居于幽室，其枕二寸，其床三尺，荐软地，燥衣服，适寒温之宜。

仰卧，竖膝，闭目，勿张口，舌拄上腭，手握二乳，扣齿集神，此学道之所先务也。欲行正气，先调关节，使之开焉。降魔者六七，虎视者五三，二目东西顾，左右拳互举，于是熨目拔耳，引其手前后托，而后拭其面，此消息之方也。

行气之初，或三焦未通，咽气不下，在于上焦懑而不泄，于是先学调理其气，则浊气散而清气自荣矣。其要在乎知门户之出入焉。鼻者天门也，口者地户也，入天门，出地户，则为顺气，反此则为逆焉。故逆则壅塞，顺则宣通，此阴阳之理也。既知其逆顺而行之，则鼻引以纳清，口吐以出浊。浊者因其脏，出之何也？人食五味，各主一脏，又有六腑之气同臻一门，而成浊气。何以察之？夜寐口合，则五脏，壅在于喉，及寤，则大呵吐，盖有重浊众恶之气矣。故行气服气，先呵去其浊，然后为之。

或口干舌涩，颊无津液，喉痛而不能食者，热之证也。须大开口，呵之十气二十气，即叩齿七八过，转舌漱华池而咽之（华池之水者，唾是也）。又任其喘息之自然出入，调之三二过，又呵之，既已，复调其息，俟其热退先乃止。热退者何以知之？喉之中清水出，甘液生者是也。（宋·曾慥《道枢·调气篇》）

十、壅滞导引法

盖壅滞者，阳气之聚而为块癥者也；顿阻者，阴气之积而为肿为疡者也。气既能蓄聚，则亦有分散之理矣。凡患之所在，可用导引以散之，和气以攻之，时意以送之，清气以润之，咽津以补之，病恶有不除者乎？（宋·曾慥《道枢·太清养生下篇》）

十一、采气法

夫自子至午者，气生之时也，可以用聚气还丹焉。子之时，肾气生；卯之时，肝气生；至于午之时，则肾气交乎心气，积气生液，还于丹田，是为玄珠，长生之药也。

何以使不走失乎？当夫辰巳之间，静坐幽室，神识内守，满口含津，勿咽勿吐，鼻之息少入迟出，绵绵若存，自然二气相交，凝其结如露，百日药力全矣，二百日圣胎坚矣，三百日胎仙全而真气生矣。气中有气，可以炼气而成神焉，斯采气之法也。（宋·曾慥《道枢·会真篇》）

十二、延年益寿法

凡挽引吐纳、行气烹炼、结胎存神，皆须净吐咽门。仍先定闭其口，任息于鼻。鼻微开则客风入之，致八邪之害。故一气失，则元气瓦乱矣。

闭口定息，使左右足并立，散手左右，前后摆凤翅者九。于是对心交叉十指，缓缓引力直伸胸前，俟力极，浮浮引力直耸首上，其名曰起天焉。俟力极，引上东西引九掖，又自首上展力叉十指，浮浮托空，并腰脊引令端，曲过于膝，按之及足，名曰立地焉。俟力极，进退腰身九，擦其之上，如是者三，然后正身定息。日如此法，可以开乎三百六十关节，八万四千毛窍。行之久，则补肾堂，止遗精，腰脊壮而颜光泽矣，可以益一纪之寿焉。（宋·曾慥《道枢·圣胎篇》）

十三、吐纳导引

吐纳以炼五脏，导引以开百关。（《道枢·阴符篇》）

第十八节　《素问病机气宜保命集》

金代刘完素著《素问病机气宜保命集》3卷，其医学思想倡导"扶正"与"养正"并重，注重自身的修行，强调"修短寿夭，皆自人为"，尤其强调元气的作用及保养。《素问病机气宜保命集》中论养气方法当从调气、守气、交气三方面着手，起到舒畅阴阳、灌溉五脏、调和气血的作用。

刘完素对于《黄帝内经》尤刻意研究，深探奥旨，阐发火热病机见解独到。其治火热之证主张用凉剂，以降心火、益肾水为主，临床多有奇验声望震于四方，开创了"河间学派"。

一、医学智慧

夫医道者，以济世为良，以愈疾为善。盖济世者凭乎术，愈疾者仗乎法。故法之与术，悉出《内经》之玄机，此经固不可力求，智而得也。况轩岐问答，理非造次。奥藏金丹宝典，深隐生化玄文。为修行之径路，作达道之天梯。得其理者，用如神圣，失其理者，似隔水山。其法玄妙，其功固深，非小智所能窥测也。若不访求师范而自生穿凿者，徒劳皓首耳。（金·刘完素《素问病机气宜保命集·序》）

二、养形调神

饮食者养其形，起居者调其神。是以圣人春三月夜卧早起，被发缓形，见于发陈之时，且曰以使志生；夏三月夜卧早起，无厌于日，见于蕃秀之时，且曰使志无怒，使气得泄；秋三月早卧早起，与鸡俱兴，见于容平之时，收敛神气，且曰使志安宁，以应秋气；冬三月早卧晚起，去寒就温，见于闭藏之时，且曰使志若伏若匿，若有私意，若已有得。此顺生长收藏之道，春夏养阳，秋冬养阴，顺四时起居法，所以调其神也。

（金·刘完素《素问病机气宜保命集·摄生论》）

三、养元气

知形者生之舍也，气者生之元也，神者生之制也。形以气充，气耗形病。神依气位，气纳神存。修真之士，法于阴阳，和于术数，持满御神，专气抱一，以神为车，以气为马，神气相合，可以长生。故曰精有主，气有元，呼吸元气，合于自然，此之谓也。

智者明乎此理，吹嘘呼吸，吐故纳新，熊经鸟伸，导引按跷，所以调其气也；平气定息，握固凝想，神宫内视，五脏昭彻，所以守其气也；法则天地，顺理阴阳，交媾坎离，济用水火，所以交其气也；神水华池，含虚鼓漱，通行荣卫，入于元官，溉五赃也；服气于朝，闭息于暮，阳不欲迭，阴不欲复，炼阴阳也；以至起居适早晏，出处协时令，忍怒以全阴，抑喜以全阳，泥丸欲多掷，天鼓欲常鸣，形欲常鉴，津欲常咽，体欲常运，食欲常少。（金·刘完素《素问病机气宜保命集·原道论》）

第十九节 《苏沈良方》及《东坡养生集》

《苏沈良方》原名《苏沈内翰良方》，亦名《内翰良方》，乃后人以北宋沈括所著《良方》与苏轼医药杂说合编而成。苏轼和沈括是北宋大学问家，都精通医学养生。《苏沈良方》有"养生说""续养生论""养生偈""书养生论后"等。明末清初学者王如锡将苏东坡有关养生的信札、论著汇编成《东坡养生集》共12卷，后面收录的"苏东坡胎息法"等，即是苏氏信札。

一、养生秘诀

余问养生于吴子，得二言焉：曰和，曰安。何谓和？曰：子不见天地之为寒暑乎？寒暑之极，至为折胶流金，而物不以为病，其变者微也。寒暑之变，昼与日俱逝，夜与月并驰。俯仰之间屡变，而人不知者，微之至，和之极也。使此二极者相寻而狎至，则人之死久矣。何谓安？曰：吾尝自牢山浮海达于淮，遇大风焉，舟中之人，如附于桔槔而与之上下，如蹈车轮而行，反逆，眩乱不可止。而吾饮食起居如他日，吾非有异术也，惟莫与之争而听其所为。顾凡病我者，举非物也。食中有蛆，人之见者必呕也。其不见而食者，未尝呕也。请察其所从生。论八珍者必咽，言粪秽者必唾，二者未尝与我接，唾与咽何从生哉？果生于我乎？知其生于我也，则虽与之接而不变，安之至也。安则物之感我者轻，和则我之应物者顺。外轻内顺，而生理备矣。吴子，古之静者也，其观于物也审矣。是以私识其言，而时省观焉！（宋·苏轼、沈括《苏沈良方》）

二、行坐调息方

已饥先食，未饱先止。散步逍遥，务令腹空。每腹空时，即便入定。不拘昼夜，坐卧自便。惟在摄身，使如木偶。常自念言：我今此身，若少动摇，如毛发许，便堕地狱，如商君法，如孙武令，事在必行，有死无犯。

视鼻端，自数出入息，绵绵若存，用之不勤。数至数百，此心寂然，此身兀然，与虚空等，不烦禁制，自然不动。数至数千，或不能数，则有一法，其名曰随，与息俱出，复以俱入，随之不已，一息自住，不出不入，或觉此息，从毛窍中，八万四千，云蒸雾散，无始已来，诸病自除，诸障自灭，自然明悟。譬如盲人，忽然有眼，此时何用求人指路。（宋·苏轼、沈括《苏沈良方》）

三、东坡闭气法

近年颇留意养生，读书延问方士多矣。其法百数，择其简易可行者，间或为之，辄有奇验。今此法特究其妙，乃知神仙长生，非虚语尔。其效初不甚觉，但积累百余日，功用不可量，比之服药，其力百倍。久欲献之左右，其妙处非言语文字所能形容。然可道其大略，若信而行之，必有大益。其诀如左：

每夜以子后披衣起，面东或南，盘足，叩齿三十六通，握固，闭息，内观五脏，肺白、肝青、脾黄、心赤、肾黑；次想心为炎火，光明洞彻，入下田丹中，待腹满气极，即徐出气。候出入息匀调，即以舌接唇齿内外，漱炼津液，未得咽下，复前法。

闭息内观，纳心丹田，调息漱津，皆依前法。如此者三，津液满口，即低头咽下，以气送入丹田。须用意精猛，令津与气汩汩然有声，径入丹田。又依前法为之，凡九闭息，三咽津，而止。

然后以左右手热摩两脚心及脐下、腰脊间，皆令热彻。次以两手摩熨眼面耳项，皆令使热。仍按捏鼻梁，左右五七下，梳头百余梳，而卧。熟寝至明。

右其法至简近，惟在常久不废，即有深功。且试行一二十日，精神自已不同。觉脐下实热，腰脚轻快，面目有光。久之不已，去仙不远。但当习闭息，使渐能迟久，以脉候之，五至为一息。近来闭得渐久，每一闭，百二十至开，盖已闭得二十余息也。又不可强闭多时，使气错乱，或奔突而出，反为害。慎之慎之！

又须常节晚食，令腹中宽虚，气得回转。昼日无事，亦时闭目内视，漱炼津液咽之，摩熨耳目，以助真气。但清净专一，即易见功矣。（明·王如锡《东坡养生集》）

四、苏东坡胎息法

养生之方，以胎为本，此固不刊之语，更无可议。但以气若不闭，任其出入，则眇绵洸潒，无卓然近效，待其兀然自住，恐终无此期。若闭而留之，不过三五十息，奔突而出，虽有微暖养下丹田，益不偿于损，决非度世之术。

近日深思，似有所得。盖因看孙真人养生门中第五篇，反复寻究，恐是如此。其略曰：和神养气之道，当得密室闭户，安床暖席，枕高二寸半，正身偃仰，瞑目，闭气于胸膈间，以鸿毛著鼻上而不动，经三百息，耳无所闻，目无所见。如此，则寒暑不能侵，蜂虿不能毒，寿三百六十岁。此邻于真人也。

此一段要诀，且静心细意，字字研究看。既云闭气于胸膈中，令鼻端鸿毛不动，则初学之人安能持三百息之久哉！恐元不闭鼻气，只以意坚守于胸膈中，令出入息似动不动，氤氲缥缈，如香炉盖上烟，汤瓶嘴上气，自然出入，无呼吸之者，则鸿毛可以不动。若心不起念，虽过三百息，可也。仍须一切依此本诀，卧而为之。仍须真以鸿毛粘著鼻端，以意守气于胸中，遇欲吸时，不免微吸；及其呼时，全不得呼。但任其氤氲缥缈，微微自出尽。气平则微吸。如此，出入元不断，而鸿毛自不动，动亦极微。则又加意制勒之，以不动为度。虽云制勒，然终不闭，至数百息。出者少，不出者多，则内守充盛，血脉流通，上下相灌输，而生理备矣。

兄悟此元意，甚以为奇。恐是夜夜烧香，神启其心，自悟自证。适值痔疾及热甚，未能力行，亦时时小试，觉其理不谬。更俟疾平天凉，稍稍致力，续见效。当报弟，不可谓出意杜撰而轻之也。（明·王如锡《东坡养生集》）

第二十节 《修龄要旨》

冷谦，元末明初养生学家，博览众书，精通方药，好导引养生，著《修龄要旨》1卷，载"四时调摄""起居调摄""延年六字总诀""四季却病歌""长生十六字诀""十六段锦法""八段锦法""导引歌诀"和"却病八则"9篇。冷谦是善于导引实践的，相传元朝末年他已年满百岁，卒于明代永乐年间。他还将"坐姿八段锦导引法"歌诀改编为"十六段锦导引法"，之后清代徐文弼编撰的《寿世传真》又将其缩短成"十二段锦"并配了导引图。

十六段锦导引法

庄子曰：吹嘘呼吸，吐故纳新，熊经鸟伸，为寿而已矣。此导引之法，养形之秘，彭祖寿考之所由也。其法，自修养家所谈，无虑数百端，今取其要约切当者十六条参之，诸论大概备矣。凡行导引，常以夜半及平旦将起之时，此时气清腹虚，行之益人。

先闭目握固，冥心端坐，叩齿三十六通。即以两手抱项，左右宛转二十四，以去两胁积聚风邪。

复以两手相叉，虚空托天，按项二十四，以除胸膈间邪气。

复以两手掩两耳，却以第二指压第三指，弹击脑后二十四，以除风池邪气。

复以两手相提，按左膝左捩身，按右膝右捩身二十四，以去肝家风邪。

复以两手，一向前一向后，如挽五石弓状，以去臂腋积邪。

复大坐，展两手扭项，左右反顾，肩膊随转二十四，以去脾家积邪。

复两手握固，并拄两肋，摆撼两肩二十四，以去腰肋间风邪。

复以两手交捶臂，及膊上连腰股各二十四，以去四肢胸臆之邪。

复大坐斜身偏倚，两手齐向上，如排天状二十四，以去肺间积邪。

复大坐伸脚，以两手向前，低头扳脚十二次，却钩所伸脚，屈在膝上，按摩二十四，以去心包络邪气。

复以两手据地，缩身曲脊，向上十三举，以去心肝中积邪。

复起立据状，扳身向背后，视左右二十四，以去肾间风邪。

复起立齐行，两手握固，左足前踏，左手摆向前，右手摆向后；右脚前踏，右手摆向前，左手摆向后二十四，去两肩之邪。

复以手向背上相捉，低身徐徐宛转二十四，以去两胁之邪。

复以足相扭而行前数十步，高坐伸腿，将两足扭向内，复扭向外各二十四，以去两足及两腿间风邪。

复端坐，闭目，握固，冥心，以舌抵上腭，搅取津液满口，漱三十六次，作汩汩声咽之。复闭息，想丹田火自下而上，遍烧身体内外，热蒸乃止。

能日行一二遍，久久身轻体健，百病皆除，走及奔马，不复疲乏矣。（明·冷谦《修龄要旨》）

第二十一节　《养生四要》

明代万全出生于医学世家，其祖、其父均专儿科，"万氏儿科"名噪一方。万全著有《万氏女科》《幼科发挥》《广嗣纪要》《育婴家秘》《保命歌括》《保婴家秘》《片玉心书》和《养生四要》等20多种医药书籍。万全后世孙万达将其著作合刊，名曰《万密斋医学全书》，该书具有很高的实用价值。

《养生四要》，亦称《万氏家传养生四要》，共5卷，卷一论"寡欲"，卷二论"慎动"，卷三论"法时"，卷四论"祛疾"，卷五为"养生总论"。万全是一位知行合一的医生，其所言"养生四要"句句都可以落到实处。

一、慎动

慎动者，吾儒谓之至敬。老氏谓之抱一，佛氏谓之观自在，总是慎独工夫。独者，人所不知，而己所独知之处也。方其静也，即喜怒哀乐未发时，所谓中也。与天地合其德，与日月合其明，与四时合其序，与鬼神合其吉凶。

是以俭视养神，俭听养虚，俭言养气，俭欲养精。

久视伤血，久卧伤气，久坐伤肉，久立伤骨，久行伤筋，谓之五劳所伤。（明·万全《养生四要·慎动》）

二、至日养生

其见于经，在《易》之复，先王以至日闭关，商旅不行，安静以养其阳，使之深潜固密而无所泄也。

在《礼》月令，冬至则君子斋戒，处必掩其身，身欲宁，去声色，禁嗜欲，安形性，事欲静，以待阴阳之所定。

在夏至，君子斋戒处，必掩身，毋操扰，止声色，毋或进薄滋味，毋致和，节其嗜欲，定心气，圣人之忧民如此。故逆天违时者不祥，纵欲败度者有殃。（明·万全《养生四要·法时》）

三、养生之道

养生之道，只要不思声色，不思胜负，不思得失，不思荣辱，心无烦恼，形无劳倦，而兼之以导引，助之以服饵，未有不长生者也。（明·万全《养生四要·养生总论》）

第二十二节 《摄生三要》及《静坐要诀》

明代袁黄，祖上四代均隐于医，世人都将袁家看作医学世家。袁黄博学，著作等身，堪称大医，其关于医学和导引养生学方面的著作有《静坐要诀》《了凡四训》和《祈嗣真诠》。其中《祈嗣真诠》是一部优生优育的专著，存有"聚精""养气""存神"三个章节，合刊为《摄生三要》。

袁黄生活的年代儒释道三教合一，袁黄修身、齐家的经验，四百多年来惠及了无数家庭。袁黄知行合一，善静坐且很有自信，又善于用文字总结，在 60 多岁时撰写了《静坐要诀》。他根本不顾及静坐法是姓儒，还是姓释、姓道，而是直截了当地在《静坐要诀》自序中说："静坐之诀，原出于禅门，吾儒无有也。自程子见人静坐，即叹其善学。朱子又欲以静坐补小学收放心一段工夫，而儒者始知所从事矣。昔陈烈苦无记性，静坐百余日，遂一览无遗。此特浮尘初敛，清气少澄耳。而世儒认为极则，不复求进，误矣。盖人之一心，自有生以来，终日驰聚，逐物忘归，动固纷纷，静亦扰扰，稍加收摄，便觉朗然。中间曲折，无明师指授，不得肯綮，或得少为足，或反成疾患，余实哀之。大都静坐之法，其修也，有从入之阶；其证也，有自得之实。"

袁黄著《静坐要诀》有自序和辨志篇、豫行篇、修证篇、调息篇、遣欲篇、广爱篇6篇，六篇之顺序即为静坐次第和要诀。

一、聚精

是以养生者，务实其精。实精之要，莫如经年独宿，不得已为嗣续计，房帷之事，隔月一行，庶乎其可也。

聚精之道，一曰寡欲，二曰节劳，三曰息怒，四曰戒酒，五曰慎味。（明·袁黄《摄生三要·聚精》）

二、养气

养气者，行欲徐而稳，立欲定而恭，坐欲端而直，声欲低而和，种种施为，须端详闲泰，当于动中习存，应中习定，使此身常在太和元气中。行之久，自有圣贤前辈气象。（明·袁黄《摄生三要·养气》）

三、存神

聚精在于养气，养气在于存神。神之于气，犹母之于子也。故神凝则气聚，神散则气消。若宝惜精气而不知存神，是茹其华而忘其根矣。然神岂有形象之可求哉！《孟子》曰圣而不可知之之谓神，乃不可致思，无所言说者也。（明·袁黄《摄生三要·存神》）

四、数息法

何谓修数？学者调和气息，不涩不滑，安详徐数，或数入，或数出，皆取便为之。但不得出入皆数，从一至十，摄心在数，不令驰散，是名修数。（明·袁黄《静坐要诀·调息篇》）

读书人习静坐盛行于明代，陈献章先生是儒家静坐的代表性人物。陈献章先生将宋代朱熹、邵雍等倡导的静坐加以发展，在静坐的技术层面加以规范，尽量避免与坐禅雷同，认为静坐要有仪式感。他身体力行，极大地推进了静坐在读书人中的传播，对明代中后期的静坐起到了承上启下的作用，影响了大儒罗洪先、高攀龙、王阳明、王畿、袁了凡等。由于王阳明先生的心学光芒太强，以致掩盖了陈献章先生对儒家静坐所作出的贡献。

陈献章自幼体弱，成年后自称"无岁不病"。陈献章先生将静坐作为根本为学方法，认为"作圣之功"即在静坐，并以静坐法教人，其虽然没有留下有关静坐法的专著，但由《陈献章集》可以知晓其善静坐方法，他将原来读书人的正襟危坐融入了跏趺坐。正襟危坐由来已久，正襟、焚香、敬礼、危坐是读书人的最基本的礼仪。危坐，亦名兀坐、端坐，是两脚踏地，小腿和大腿呈90度，正坐在坐几上，上身要正直，腰背不能靠在物体上，身形不可有拘迫之感觉的坐法，谓之"危坐收敛，为持敬之学"。因此坐时内心要有恭敬心，故又名敬坐。陈献章先生将跏趺坐融入其中，尤其是体弱多病者跏趺坐比较稳当，故有"病起南窗坐终日"之诗句。

第二十三节 《勿药元诠》

汪昂，清代著名医家，曾中秀才，后因家境贫寒弃儒从医，苦读医典，结合临床实践，经过30多年努力，最终成为新安医学名家。其著作有《本草备要》《汤头歌诀》《医方集解》《素问灵枢类纂约注》《勿药元诠》等。其中《勿药元诠》1卷，为汪昂以简要、流畅之笔叙讲述防病导和引养生之大要。

一、论调息

调息一法，贯彻三教，大之可以入道，小用可以养生。故迦文垂教，以视鼻端，自数出入息，为止观初门。庄子《南华经》曰：至人之息以踵。大易随卦曰：君子以向晦入宴息。王龙溪曰：古之至人，有息无睡，故曰向晦入宴息。

宴息之法，当向晦时，耳无闻，目无见，四体无动，心无思虑，如种火相，似先天元神元气，停育相抱，真意绵绵（老子曰，绵绵若存），开阖自然，与虚空同体，故能与虚空同寿也。世人终日营扰，精神困惫，夜间靠此一睡，始毂日之用，一点灵光尽为后天浊气所掩，是谓阳陷于阴也。

调息之法，不拘时候，随便而坐，平直其身，纵任其体，不倚不曲，解衣缓带（腰带不宽，则下气不流通），务令调适，口中舌搅数遍，微微呵出浊气（不得有声），鼻中微微纳之，或三五遍，或一二遍，有津咽下，叩齿数通，舌抵上腭，唇齿相著，两目垂帘令胧胧然，渐次调息。不喘不粗，或数息出，或数息入，从一至十，从十至百，摄心在数，勿令散乱。如心息相依，杂念不生，则止勿数，任其自然，坐久愈妙。若欲起身，须徐徐舒放手足，勿得遽起。能勤行之，静中光景，种种奇特，直可明心悟道，不但养身全生而已也。

二、息有四相

调息有四相，呼吸有声者，风也，守风则散；虽无声而鼻中涩者，喘也，守喘则结；不声不滞而往来有形者，气也，守气则劳；不声不滞，出入绵绵，若存若亡，神气相依，是息相也。息调则心定，真气往来，自能夺天地之造化，息息归根，命之蒂也。

苏子瞻《养生颂》曰：已饮方食，未饱先止，散步逍遥，务令腹空。当腹空时，即便入室，不拘昼夜，坐卧自便，惟在摄身，使如木偶，常自念言："我令此身，若少动摇，如毫发许，便堕地狱。如商君法，如孙武令，事在必行，背死无犯。"又用佛语及老聃语，视鼻端，自数出入息，绵绵若存，用之不勤。数至数百，此心寂然，此心兀然，与虚空等，不烦禁制，自然不动，数至数千，或不能数，则有一法，强名曰随，与息俱出，复与俱入，随之不已，一旦自住，不出不入，忽觉此息，从毛窍中，八万四千，云蒸雨散。无始以来，诸病自除，诸障自灭，自然明悟（定生能慧）。譬如盲人，忽然有眼，此时何用求人指路，是故老人言尽于此。小周天先要止念身心澄定，面东跏坐（平坐亦可，但前膝不可低，肾子不可著物）。呼吸平和，用三昧印掐（无名指，右掌加左掌上），按于脐下，叩齿三十六通，以集身神，赤龙搅海，内外三十六遍（赤龙，舌也；内外，齿内外也）。双目随舌转运，舌抵上腭，静心数息，三百六十周天毕，待神水满，漱津数遍。用四字诀（撮、抵、闭、吸也，撮提谷道，舌抵上腭，目闭上视，鼻吸莫呼），从任脉撮过谷道到尾闾，以意运送，徐徐上夹脊中关，渐渐速些。闭目上视，鼻吸莫呼，撞过玉枕（颈后骨），将目往前一忍，直转昆仑（头顶），倒下鹊桥（舌也），分津送下重楼，入离宫（心也），而至气海（坎宫，丹田）。略定一定，复用前法，连行三次，口中之津分三次咽下，所谓天河水逆流也。静坐片时，将手左右擦丹田一百八下，连脐抱住，放手时，将衣被围住脐轮，勿令风入（古云：养得丹田暖暖热，此是神仙真妙诀）。

次将大指背擦热，拭目十四遍，去心火；擦鼻三十六遍，润肺；擦耳十四遍，补肾；擦面十四遍，健脾。

双手掩耳鸣天鼓，徐徐将手往上，即朝天揖。如此者三，徐徐呵出浊气四五口，收清气，双手抱肩，移筋换骨，数遍，擦玉枕关二十四下，擦腰眼一百八下，擦足心各一百八下。

第二十四节 《老老恒言》

曹庭栋为清代养生学家、文学家，精通导引养生学，并身体力行，著《老老恒言》。《老老恒言》，一名《养生随笔》，共 5 卷，其中卷一有"安寝""晨兴""盥洗""饮食""散步""昼卧""夜坐"，卷二有"燕居""省心""见客""出门""防疾""慎药""消遣""导引"，卷五有"粥谱"等，详细地讲解了健康的生活方式，内容实用价值很高，且浅近易行。

一、导引

导引之法甚多，如八段锦、华佗五禽戏、婆罗门十二法、天竺按摩诀之类，不过宣畅气血，展舒筋骸，有益无损。兹择老年易行者附于左，分卧功、坐功、立功三项。至于叩齿咽津，任意为之可也。修炼家有纳气通三关、结胎成丹之说，乃属左道，毋惑。（清·曹庭栋《老老恒言·导引》）

二、仰卧导引法

仰卧，伸两足，竖足趾，伸两臂，伸十指，俱着力向下，左右连身牵动数遍。

仰卧，伸左足，以右足屈向前，两手用力攀至左及胁，攀左足同，轮流行。

仰卧，竖两膝，膝头相并，两足向外，以左右手各攀左右足，着力向外数遍。

仰卧，伸左足，竖右膝，两手兜住右足底，用力向上，膝头至胸，兜左足同，轮流行。

仰卧，伸两足，两手握大拇指，首着枕，两肘着席，微举腰，摇动数遍。（清·曹庭栋《老老恒言·导引》）

三、站姿导引法

正立，两手叉向后，举左足空掉数遍，掉右足同，轮流行。

正立，仰面昂胸，伸直两臂向前，开掌相并，抬起，如抬重物，高及首，数遍。

正立，横伸两臂，左右托开，手握大拇指，宛转顺逆摇动，不计遍。

正立，两臂垂向前，近腹，手握大拇指，如提百钧重物，左右肩俱耸动，数遍。

正立，开掌，一臂挺直向上，如托重物，一臂挺直向下，如压重物，左右手轮流行。（清·曹庭栋《老老恒言·导引》）

四、坐姿导引法

趺坐，擦热两掌，作洗面状，眼眶、鼻梁、耳根，各处周到，面觉微热为度。

趺坐，伸腰，两手置膝，以目随头，左右瞻顾，如摇头状，数十遍。

趺坐，伸腰，两臂用力，作挽硬弓势，左右轮流互行之。

趺坐，伸腰，两手仰掌，挺肘，用力齐向上，如托百钧重物，数遍。

跌坐，伸腰，两手握大拇指作拳，向前用力，作捶物状，数遍。

跌坐，两手握大拇指，向后托实坐处，微举臂，以腰摆摇数遍。

跌坐，伸腰，两手置膝，以腰前扭后扭，复左侧右侧，全身着力，互行之，不计遍。

跌坐，伸腰，两手开掌，十指相叉，两肘拱起，掌按胸前，反掌推出，正掌挽来，数遍。

跌坐，两手握大拇指作拳，反后捶背及腰，又向前左右交捶臂及腿，取快而止。

跌坐，两手按膝，左右肩前后交扭，如转辘轳，令骨节俱响，背觉微热为度。（清·曹庭栋《老老恒言·导引》）

五、导引治频溺

《元关真谛》曰：每卧时，舌抵腭，目视顶，提缩谷道，即咽津一口，行数次然后卧，可愈频溺。

按：此亦导引一法，偶因频溺行之则可，若每卧时如是，反致涩滞。《内经》曰：通调水道。言通必言调者，通而不调，与涩滞等。（清·曹庭栋《老老恒言·便器》）

第二十五节　《寿世青编》

清代尤乘曾出任太医院御前侍直3年，辞职返乡后，复与同窗蒋仲芳共设诊所，救治甚众。尤乘自患奇疴，用导引行气法治愈。

康熙六年（1667），尤乘刊其师《士材三书》时，将自己所著《寿世青编》2卷附后。《寿世青编》又名《寿世编》，寓意为世人增寿之意，内容注重医养结合，强调三分治、七分养。该书上卷有"养五脏说""导引却病法""固精法""运气法""十二段动功""十二时无病法"和"定神法"等，实属经典之篇，且可操作性强，效果显著。

一、固精法

《金丹秘诀》云：一擦一兜，左右换手，九九之数，真阳不走。每于戌亥二时，阴旺阳衰之候，宜解衣闭息，一手兜外肾，一手擦脐下，左右换手，各兜擦九九之数，仍盘膝端坐，手齿俱固。先提玉茎，如忍小便状，想我身中元精，自尾闾升上，直至泥丸，复过鹊桥，降至丹田，每行七次，精自固矣。

愚按：精者，人身真元之气，五官百骸之主，而神魂附之，以生者也。夫神犹火也，精犹油也，油尽则灯灭，精竭则神亡。故精由气生，神由精附。固精之法，宜急讲也，半月固精，久行愈佳。（清·尤乘《寿世青编·固精法》）

二、运气法

凡运气法，当闭目静坐，鼻吸清气，降至丹田，转过尾闾，随即提起，如忍大便状，自夹脊双关透上，直至泥丸，转下鹊桥，汩然咽下，仍归丹田。

初行功时，焚香一炷为度，渐增三炷，功行七日而止。凡卧病者，宜用浓褥、绵被、暖帐、重衣。不论寒暑，初行功三日，发大汗以攻阴邪之气，进热粥以为表汗之资。渴则漱玉泉以咽之，饥则炊热粥以食之，饥然后食，不拘餐数。如是衣不解带，能一月，则在床三五七年瘫劳鼓膈等症，皆可刻期而愈。患在上身，收气当存想其处；患在下身，收气亦存想其处。放气则归于丹田。患在遍身，当分经络属上、属下，运法亦如之。女子行功，先提水门，后及谷道，运法如前。

愚按：人之气，即天地之气。故天气不交于地，乾坤或几乎息矣。人之所以当运其气者，亦体天地交泰之义也。

先提谷道，勿使泄也。自背至顶，使相交也。想丹田，使归根也。不惟有疗病之功，抑且多延年之效。何况无病乎？况微病乎？是名曰修养。（清·尤乘《寿世青编·运气法》）

三、定神法

人身之神，出入固无定在。迫病者，穷思极想，又有甚焉。若能行功，则神随气转，不虑其他出，否则难乎其有定在也。故恒时必须常想玄关，思睡必须常想鼻准，如是则神不外驰而定矣。

愚按：神外无心，心外无道，道即神之主，心即神之宅也。然心外无道，故收放心，即神定而道在。《孟子》谓：学问之道无他，求其放心而已。夫放心而知求，则志气清明，义理昭著。此定神之功验也。

今之养病者，日思丹田，思鼻准，亦收放心之法也。不曰收放心，而曰定神。盖游心千里，无有定在，此皆神之外出，故曰定神。以上三条，乃却病修养之大纲，外有导引法等。（清·尤乘《寿世青编·定神法》）

四、十二时无病法

洁一室穴南牖，八窗通明，勿多陈列玩器，引乱心目。设广榻长几各一，笔砚楚楚，旁设小几一，挂字画一幅，频换。几上置得意书一二部，古帖一本，香炉一，茶具全。心目间常要一尘不染。

丑寅时，精气发生之候，勿浓睡，拥衾坐床，呵气一二口，以出浊气。将两手搓热，擦鼻两旁及熨目五七遍；更将两耳揉卷，向前后五七遍；以两手抱脑，手心恰掩两耳，用食指弹中指，击脑后各二十四；左右耸身，舒臂作开弓势五七遍；后以两股伸缩五七遍；叩齿七七数；漱津满口，以意送下丹田，作三口咽。清五脏火，少息。

卯，见晨光，量温寒穿衣服，起坐明窗下，进百滚白汤一瓯，勿饮茶，栉发百下，使疏风散火，明目去脑热。盥漱毕，宜淡素，饱摩腹，徐行五六十步。

取酒一壶，放案头，如出门先饮一二杯。昔有三人，皆冒重雾行，一病，一死，一无恙。或问故，无恙者曰我饮酒，病者食，死者空腹。是以知酒力辟邪最胜。不出门或倦，则浮白以助其气。

辰巳二时，或课儿业，或理家政，就事欢然，勿以小故动气，杖入园林，督园丁种植蔬果，芟草灌花莳药。归来入室，闭目定神，咽津约十数口。盖亥字以来，真气至，巳午而微，宜用调息以养之。

午，餐量腹而入，食宜美。美非水陆毕具，异品殊珍。柳公度年八十九，尝语人曰：我不以脾胃熟生物，暖冷物，软硬物。不生、不冷、不硬，美也。又勿强食，当饥而食，食勿过饱，食毕起行百步。摩腹又转手摩肾堂令热，使水土运动，汲水煎茶。饮适可，勿过多。

未时，就书案，或读快书，怡悦神气，或吟古诗，畅发悠情。或知己偶聚，谈勿及闻，勿及权势，勿臧否人物，勿争辩是非，当持寡言养气之法。或共知己，闲行百余步，不衫不履，颓然自放，勿以劳苦殉礼节。

申时，点心，用粉面一二物，或果品一二物，弄笔临古帖，抚古琴，倦即止。

酉时，以晚餐勿迟，量饥饱勿过，小饮勿醉，陶然而已。《千金方》云：半醉酒，独自宿，软枕头，暖盖足。言最有味。课子孙一日程，如法即止，勿苛。

戌时，篝灯，热汤濯足，降火除湿，冷茶漱口，涤一日饮食之毒。默坐，日间看书得意处，复取阅之，勿多阅，多伤目，亦勿多思。郑汉奉曰：思虑之害，甚于酒色。思虑多则心火上炎，火炎则肾水下涸，心肾不交，人理绝矣。故少思以宁心，更阑方就寝。

涌泉二穴，精气所生之地，寝时宜擦千遍，榻前宜烧苍术诸香，以辟秽气及诸不详。

亥子时，安睡以培元气，身必欲侧，屈上一足，先睡心，后睡眼，勿想过去、未来、人我等事。唯以一善为念，则怪梦不生，如此御气调神，方为自爱其宝。（清·尤乘《寿世青编·十二时无病法》）

一昼夜十二时辰，是古代的计时单位，一个时辰是 2 小时，即子、丑、寅、卯、辰、巳、午、未、申、酉、戌、亥十二时辰。子时为现今的 23 点至 1 点，其他时辰按时类推。古人又把子时称为"夜半"或"午夜"，丑时称为"鸡鸣"，寅时称为"平旦"，卯时称为"日出"，辰时称为"食时"，巳时称为"隅中"，午时称为"日中"，未时称为"日昳"，申时称为"晡时"或"日晡所"，酉时称为"日入"，戌时称为"黄昏"，亥时称为"人定"。

五、十二段动功

叩齿一：齿为骨之余，常宜叩击，使筋骨活动，心神清爽，每次叩击三十六数。

咽津二：将舌舐上腭，久则津生满口，便当咽之，咽下咽然有声，使灌溉五脏，降火甚捷。咽数以多为妙。

浴面三：将两手自相摩热，覆面擦之，如浴面之状，则须发不白，即升冠鬓不斑之法，颜如童矣。

鸣天鼓四：将两手掌掩两耳窍，先以第二指压中指，弹脑后骨上，左右各二十四次，去头脑疾。

运膏肓五：此穴在背上第四椎下，脊两旁各三寸。药力所不到，将两肩扭转二七次。治一身诸疾。

托天六：以两手握拳，以鼻收气，运至泥丸，即向天托起，随放左右膝上，每行三次。去胸腹中邪气。

左右开弓七：此法要闭气，将左手伸直，右手作攀弓状，以两目看右手，左右各三次。泻三焦火，可以去臂腋风邪积气。

摩丹田八：此法用左手托肾囊，右手摩丹田，三十六次。然后左手转换如前法，暖肾补精。

擦内肾穴九：此法要闭气，将两手搓热，向背后擦肾堂及近脊命门穴，左右各三十六次。

擦涌泉穴十：法用左手把住左脚，以右手擦左脚心，左右交换，各三十六次。

摩夹脊穴十一：此穴在背脊之下，大便之上，统会一身之气血，运之大有益，并可疗痔。

洒腿十二：足不运则气血不和，行走不能爽快，须将左足立定，右足提起，洒七次，左右交换如前。

右十二段，乃运导按摩之法，古圣相传，却病延年，明白显易，尽人可行。《庄子》曰：呼吸吐纳，熊经鸟伸，为寿而已矣。此导引之士，养形之人，彭祖寿考者之所好也。由是传之至今，其法自修养家书及医经所载，种数颇多，又节取要约，切近者十六则，合前十二段参之，各法大概备矣。（清·尤乘《寿世青编·十二段动功》）

六、子后行功法

凡行功每于子后寅前，此时气清腹虚，行之有效。先须两目垂帘，披衣端坐，两手握固趺坐，当以左足后跟，曲顶肾茎根下动处，不令精窍漏泄耳。

两手当屈两大指抵食指根，余四指捻定大指，是为两手握固。然后叩齿三十通，即以两手抱项，左右宛转二十四次（此可去两胁积聚之邪）。

复以两手相叉，虚空托天，反手按顶二十四（此可除胸膈中病）。

复以两手心掩两耳，却以第二指弹脑后枕骨，二十四（此可除风池邪气）。

复以两手相促，按左膝左揿身，按右膝右揿身，各二十四（此可去肝家风邪）。

复以两手一向前一向后，如挽五石弓状，二十四次（此可去臂腋积邪）。

复大坐展两手扭项，左右反顾，肩膊随，二十四次（此可去脾胃积邪）。

复以两手握固，并拄两胁，摆撼两肩，二十四（此可去腰胁间之风邪）。

复以两手交捶臂及膊，反捶背上连腰股，各十四（此可去四肢胸臆之邪）。

复大坐斜身偏倚，两手齐向上如排天状，二十四（此可去肺家积聚之邪）。

复大坐伸足，以两手向前，低头扳足十二次。却钩所伸足，屈在膝上，按摩二十四（此可去心包络间邪气）。

复以两手据地，缩身曲脊，向上十二举（此可去心肝二经积邪）。

复以起立，据床拔身，向背后视，左右各二十四（此可去肾间风邪）。

复起立徐行，两手握固，左足前踏，左手摆向前，右手摆向后；右足前踏，右手摆向前，左手摆向后，二十四（此可去两肩俞之邪）。

复以手向背上相捉，低身徐徐宛转，二十四（此可去两肋之邪）。

复以足相扭而行，前进十数步，后退十数。复高坐伸足，将两足扭向内，复扭向外，各二十四（此两条，可去两膝两足间风邪）。

行此十六节讫，复端坐垂帘，握固冥心，以舌舐上腭，搅取华池神水，漱三十六次，作咽咽声咽下，复闭气，想丹田之火，自下而上，遍烧身体内外，蒸热乃止。

愚按：老子导引四十二势，婆罗门导引十二势，赤松子导引十八势，钟离引八势，胡见素五熟导引法十二势，在诸法中颇为妙解。然撮其功要，不过于此。学者能日行一二遍，久久体健身轻，百邪皆除，不复疲倦矣。（清·尤乘《寿世青编·十二段动功》）

第二十六节 《仙传四十九方》导引图

以下内容选自明代罗洪先《万寿仙书》。

（一）李老君抚琴图（图3-4）

治外病黄肿：默坐，以两手按膝，尽力搓摩，存想。候气行遍身，复运气四十九口，则气通血融而病除矣。

诗曰： 太极未分浑是阴，
一阳动处见天真。
阴舒阳泰相符合，
大道参求造化深。

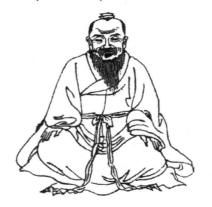

图3-4 李老君抚琴图

（二）太清祖师尊真形（图3-5）

治腹痛，乍寒乍热：端坐，以两手抱脐下，待丹田温暖，行功运气四十九口。

诗曰： 身中若遇发生时，
坎中取阳去补离。
北斗南辰颠倒转，
一时一刻立根甚。

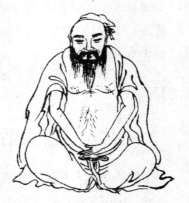

太清祖师尊真形
治腹痛乍寒乍热
端坐以两手抱脐
不待丹田温暖行
功运气四十九口

图 3-5　太清祖师尊真形

（三）徐神翁存气开关法（图3-6）

治肚腹虚饱气：坐定，用两手搬两肩，以目左视，运气十二口。再转目右视，呼吸同前。

诗曰： 玉炉夜夜蒸铅候，
金鼎时时治汞乾。
息火不差七百二，
泥丸霹雳觉生寒。

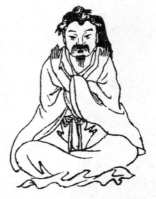

徐神翁存气开关法
治肚腹虚饱气
坐定用两手搬
两肩以目左视
运气十二口再
转右目视呼吸
同前

图 3-6　徐神翁存气开关法

（四）铁拐仙指路诀（图3-7）

治瘫痪：立定，用右手指右，以目左视，运气二十四口；左脚前，指左，右视，运气二十四口；右脚前，指右，左视，运气二十四口。

诗曰： 一日清闲一日仙，
六神和合自安然。
丹田有宝休寻道，
对镜无心莫问禅。

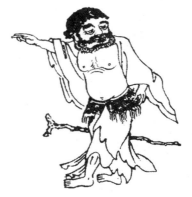

图3-7　铁拐仙指路诀

铁拐仙指路诀
治瘫瘓立定用
右手指右以目
左视运气二十
四口左脚前指
左右视运气二
十四口右脚前
指右左视运气
二十四口

（五）何仙姑久久登天势（图3-8）

治绞肠痧、腹痛：以两手抱膝齐胸，左右足各蹬搬九次，运气二十四口。

诗曰： 人生何物是金丹，
恍惚真阳向内观。
天上风吹清浪沸，
地中雷起紫龙蟠。

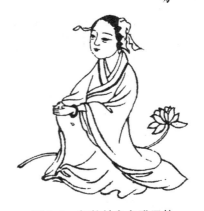

图3-8　何仙姑久久登天势

何仙姑久久登天势
治绞肠痧腹痛侧
坐以两手抱膝齐
胸左右足各蹬搬
九次运气二十四
口

（六）白玉蟾虎扑食形（图3-9）

治绞肠痧：肚腹着地，脚手着力朝上，运气十二口，手足左右摇动三五度，复坐，定气行功或十四口。

诗曰： 擎天玉柱半升腾，
　　　　龙虎提来金鼎烹。
　　　　武炼十回文火炼，
　　　　丹成九转越蓬瀛。

白玉蟾虎扑食形

治绞肠痧肚腹着
地脚手着力朝上
运气十二口手足
左右摇动三五度
复坐定气行功或
十四口

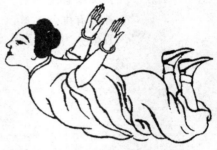

图3-9　白玉蟾虎扑食形

（七）丘长春搅辘轳法（图3-10）

治背膊疼痛：高坐，左右脚邪舒，两手掌按膝，行功，运气十二口，日行三五次。

诗曰： 鹊桥有路通玄机，
　　　　立鼎安炉自不难。
　　　　四相和合凭籍土，
　　　　三华聚鼎返真丹。

丘长春搅辘轳法

治背膊疼痛
高坐左右脚
斜舒两手掌
按膝行功运
气十二口日
行三五次

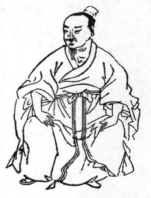

图3-10　丘长春搅辘轳法

（八）马丹阳周天火候诀（图 3-11）

治元气衰败：坐定，用两手先须擦热，揉目；后用手拄定两胁下，行气攻其气上升，运气十二口。

诗曰：子初运入昆仑去，
　　　　午后周流沧海间。
　　　　更待玉龙来点化，
　　　　顶门进出换仙颜。

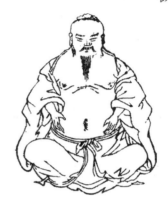

马丹阳周天火候诀

治元气衰败坐
定用双手先须
擦热揉目後用
手拄定两胁下
行气攻其气上
昇运气十二口

图 3-11　马丹阳周天火候诀

（九）张紫阳捣硙势（图 3-12）

治肚腹膨胀雷鸣，遍身疼痛：立定，以两手托天，脚踏四地，紧撮谷道，运气九口。

诗曰：二鼠侵藤不自由，
　　　　四蛇围井绕藤游。
　　　　一朝咬断藤根子，
　　　　正便千休及万休。

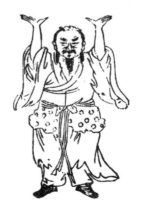

张紫阳捣硙势

治肚腹膨胀
雷鸣遍身疼
痛立定以两
手托天脚踏
四地紧撮谷
道运气九口

图 3-12　张紫阳捣硙势

（十）黄花姑王祥卧冰（图3-13）

治色劳虚怯：侧卧，左手枕头，右手握拳，向腹往来搓抹，右脚在下微蜷，左腿压上，习睡；收气三十二口，复运气十二口。

诗曰：蛇入裈裆莫乱传，
　　　　如来亦是大金仙。
　　　　波斯半夜思乡曲，
　　　　走上潇湘归渡船。

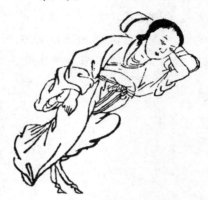

黄花姑王祥卧冰
治色劳虚怯侧卧
左手枕头右手握
拳伺腹往来搓抹
右脚在下微蜷左
腿壓上習睡收氣
三十二口復運氣
十二口

图3-13　黄花姑王祥卧冰

（十一）汉钟离鸣天鼓法（图3-14）

治头昏：咬牙，端坐，闭气，用双手掩耳，击天鼓三十六通，复叩齿三十六遍。

诗曰：心如明镜连天净，
　　　　性似寒潭止水同。
　　　　十二时中常觉照，
　　　　休教昧了主人翁。

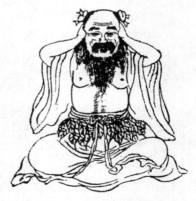

漢鍾離鳴天鼓法
治頭昏咬牙端坐
閉氣用雙手掩耳
擊天鼓三十六通
復叩齒三十六遍

图3-14　汉钟离鸣天鼓法

（十二）赵上灶搬运息精法（图 3-15）

治夜梦遗精：侧坐，用双手搬两脚心，先搬左脚心搓热，行功运气九口，次搬右脚心，行功同左。

　　诗曰：得道时来未有年，
　　　　　玄关上面打秋千。
　　　　　金乌好向山头宿，
　　　　　玉兔常居海底眠。

赵上灶搬运息精

治夜梦遗精侧
坐用双手搬两
脚心先搬左脚
心搓熱行功运
气九口次搬右
脚心行功同左

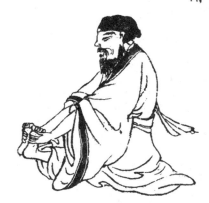

图 3-15　赵上灶搬运息精法

（十三）虚静天师睡功（图 3-16）

治梦中泄精：仰卧，右手枕头，左手握固阴处，行功；左腿直舒，右腿蜷曲，存想，运气二十四口。

　　诗曰：莫道修身都不知，
　　　　　家家有路透玄机。
　　　　　登程离国难说话，
　　　　　主人辞客好孤栖。

虚静天师睡功

治梦中泄精仰
卧右手枕头左
手握固阴处行
功左腿直舒右
腿蜷曲存想运
气二十四口

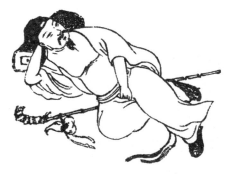

图 3-16　虚静天师睡功

（十四）李栖蟾固精法（图3-17）

治精滑梦遗：端坐，收起两手，搓摩两脚心令热，施功运气，左右各三十口，故散精不走。

  诗曰：复垢抽添宜谨慎，
     屯蒙沐浴要攻专。
     若能识得生身处，
     十月胎完出世仙。

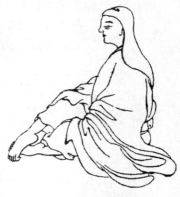

李棲蟾固精法
治精滑梦遗端坐
收起两手搓摩两
脚心令热施功运
气左右各三十口
故散精不走

图 3-17　李栖蟾固精法

（十五）张真奴神注（图3-18）

治心虚疼痛：端坐，两手按膝，用意在中。右视左提，运气十二口；左视右提，运气十二口。

  诗曰：一气薰蒸从此起，
     三车搬运向东边。
     吾非漏泄天机事，
     切恐愚人爱乱传。

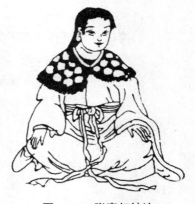

张真奴神注
治心虚疼痛端坐
两手按膝用意在
中右视左提运气
十二口左视右提
运气十二口

图 3-18　张真奴神注

（十六）魏伯阳破风法（图3-19）

治年久瘫痪：端坐，右手作拳，拄右胁，左手按膝舒掌；存想，运气于病处，左右各六口。

诗曰： 七宝林下竹根边，
　　　　水在长溪月在天。
　　　　意马心猿拴住了，
　　　　不难依旧世尊前。

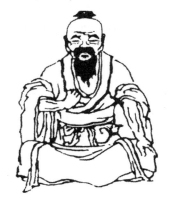

魏伯阳破风法
治年久瘫痪端坐
右手作拳拄右胁
左手按膝舒掌存
想运气于病处左
右各六口

图3-19　魏伯阳破风法

（十七）薛道光摩踵形（图3-20）

治专养元精：端坐，用手擦左脚心热，运气二十四口，复以手擦右脚心热，行功如左。

诗曰： 谁信男儿却有胎，
　　　　分明脐下产婴孩。
　　　　四肢五脏筋骸就，
　　　　白日飞升到碧台。

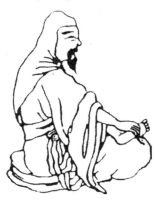

薛道光摩踵形
治专养元精端坐
用手擦左脚心热
运气二十四口复
以手擦右脚心热
行功如左

图3-20　薛道光摩踵形

（十八）葛仙翁开胸诀（图3-21）

治胸膛痞闷：八字立定，将两手相叉，向胸前往来摩擦，无论遍数，运气二十四口。

又法：以左手用力向左，而右手亦用力随之，头则力向右，目力内视，运气九口；换右同。

诗曰：吾人不与世人同，
　　　　曾向华池施大功。
　　　　一粒丹成消万劫，
　　　　双双白鹤降天宫。

葛仙翁開胸訣
治胸膛痞悶八字立
定將兩手相叉向胸
前往來摩擦無論遍
數運氣二十四口又
法以左手用力向左
而右手亦用力隨之
頭則力向右目力內
視運氣九口換右同

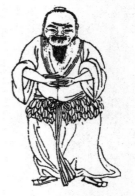

图3-21　葛仙翁开胸诀

（十九）王玉阳散痛法（图3-22）

治时气遍身作痛：正身踏定，将左脚向前，右脚向后，两手握拳按肚，运气二十四口，左右行功同。

诗曰：海外三山一洞天，
　　　　金楼玉室有神仙。
　　　　大丹炼就炉无火，
　　　　桃再开花知几年。

王玉陽散痛法
治時氣遍身作
痛正身踏定將
左腳向前右腳
向後兩手握拳
按肚運氣二十
四口左右行功
同

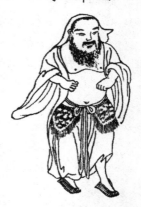

图3-22　王玉阳散痛法

（二十）麻姑磨疾诀（图 3-23）

治气脉不通：立定，左边气脉不通，右手行功，意引在左；右边不通，左手行功，意引在右，各运气五口。

诗曰：曹溪教外别留传，
悟者何人有后先。
性地圆融成一片，
心珠明朗照三田。

麻姑磨疾訣

治氣脉不通立定
左邊氣脉不通右
手行功意引在左
右邊不通左手行
功意引在右各運
氣五口

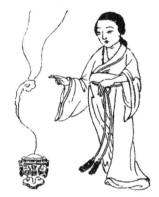

图 3-23　麻姑磨疾诀

（二十一）张果老抽添火诀（图 3-24）

治三焦血热，上攻眼目昏暗：正坐，甩手摩热脐轮后，按两膝，闭口静坐，候气定为度，运气九口。

诗曰：一步为足未悠游，
吾今背痛甚堪忧。
摩手顶弓真消息，
昆仑冰雪不能流。

張果老抽添火訣

治三焦血熱上
攻眼目昏暗正
坐甩手摩熱臍
輪後按兩膝閉
口靜坐候氣定
為度運氣九口

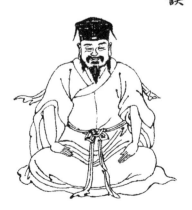

图 3-24　张果老抽添火诀

（二十二）陈自得大睡功（图3-25）

治四时伤寒：侧卧，蜷起两脚，用两手擦摩极
热，抱阴及囊，运气二十四口。

> 诗曰：谁识栽花刘道子，
> 骑龙跨虎打金球。
> 被吾搬在天官里，
> 赢得三千八百筹。

陈自得大睡功
治四时伤寒侧卧
蜷起两脚用两手
擦摩极热抱阴及
囊运气二十四口

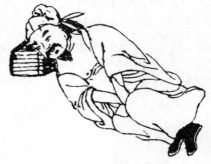

图3-25 陈自得大睡功

（二十三）石杏林暖丹田诀（图3-26）

治小肠气冷痛：端坐，以两手相搓摩令热极，
复向丹田行功，运气四十九口。

> 诗曰：河车搬运通三关，
> 滚滚曹溪不敢闲。
> 补泻泥丸宫内去，
> 逍遥归上玉京山。

石杏林暖丹田诀
治小肠气冷痛
端坐以两手相
搓摩令热极复
向丹田行功运
气四十九口

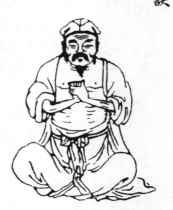

图3-26 石杏林暖丹田诀

(二十四）韩湘子活人心形（图 3-27）

治腰曲头摇：立定，低头弯腰，如揖拜下行功。其手须与脚尖齐，运气二十四口。

诗曰： 日月分明说与贤，
心猿意马想丹田。
真空觉性常不昧，
九转功成作大仙。

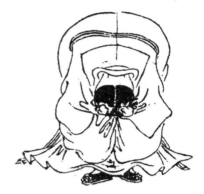

韩湘子活人心形
治腰曲头摇立
定低头弯腰如
揖拜下行功其
手须与脚尖齐
运气二十四口

图 3-27 韩湘子活人心形

(二十五）昭灵女行病诀（图 3-28）

治冷痹、腿脚疼痛：立定，左手舒指，右手捏臂肚，运气二十四口。

诗曰： 性命二字各自别，
两般不是一枝叶。
性中别了阴山鬼，
修命阳神超生灭。

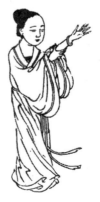

昭灵女行病诀
治冷痹腿脚疼
痛立定左手舒
指右手捏臂肚
运气二十四口

图 3-28 昭灵女行病诀

（二十六）吕纯阳任脉诀（图 3-29）

治百病：端坐，将两手按日月两旁穴九次，运气九口。

又法：两手按膝，左右扭身，每运气十四口。

诗曰： 返本还原已到乾，

能升能降号飞仙。

此中便是丹还理，

不遇奇人誓不传。

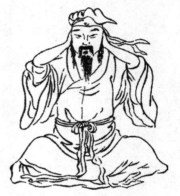

吕纯阳任脉诀
治百病端坐将两
手按日月两旁穴
九次运气九口又
法两手按膝左右
扭身每运气十四
口

图 3-29　吕纯阳任脉诀

（二十七）陈希夷降牛望月形（图 3-30）

专治走精：精欲走时，将左手中指塞右鼻孔内，右手中指按尾闾穴，把精截住，运气六口。

诗曰： 婴儿在坎水中坐，

姹女在离火内居。

匹配两家作夫妇，

十月产个定颜珠。

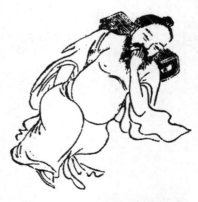

陈希夷降牛望月形
专治走精精欲走
时将左手中指塞
右鼻孔内右手中
指按尾闾穴把精
截住运气六口

图 3-30　陈希夷降牛望月形

（二十八）孚佑帝君拔剑势（图 3-31）

治一切心疼：丁字立定，以右手扬起，视左；如左手扬起，视右；运气九口，其转首四顾并同。

诗曰： 一月三旬一遇逢，
以时易日法神功。
守城野战知凶吉，
增得灵砂满顶红。

孚佑帝君拔剑势

治一切心疼丁
字立定以右手
扬起视左如左
手扬起视右运
气九口其转首
四顾并同

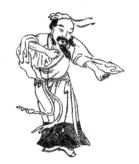

图 3-31 孚佑帝君拔剑势

（二十九）徐神祖摇天柱形（图 3-32）

治头面、肩背一切疮疾：端坐，以两手端按于心下，摇动天柱，左右各运气呵吹二十四口。

诗曰： 撞透三关夺圣机，
冲开九窍入精微。
黄河倒转无凝滞，
一到蟾宫上下飞。

徐神祖摇天柱形

治头面肩背一切
疮疾端坐以两手
端按于心下摇动
天柱左右各运气
呵吹二十四口

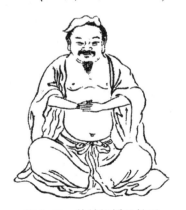

图 3-32 徐神祖摇天柱形

（三十）陈泥丸拿风窝法（图3-33）

治脑头风：背坐，以双手抱耳连后脑，运气十二口，合掌十二次。

诗曰： 独步坤方合圣功，
回还乾地老阳中。
八卦周流搬运转，
丹成咫尺即天官。

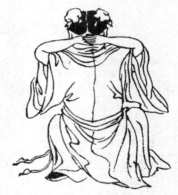

陈泥丸拿风窝法
治脑头风背坐以
双手抱耳连后脑
运气一十二口合
掌一十二次

图3-33　陈泥丸拿风窝法

（三十一）曹国舅脱靴势（图3-34）

治脚腿、肚腹疼痛：立定，右手作扶墙势，左手垂下，右脚向前虚蹬，运气十六口；左右同。

诗曰： 猛火烧身无奈何，
时光影里苦无多。
车轮又向心中转，
霎时请出古弥陀。

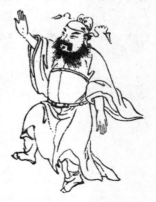

曹国舅脱靴势
治脚腿肚腹疼痛
立定右手作扶墙
势左手垂下右脚
向前虚蹬运气一
十六口左右同

图3-34　曹国舅脱靴势

（三十二）曹仙姑观太极图（图3-35）

治火眼肿痛：以舌抵上腭，目视顶鼻，将心火降涌泉穴，肾水提上昆仑，一时行三次，每放火三十六口。

诗曰： 降龙伏虎说多年，

龙不降兮虎不眠。

若把两般相制伏，

行看沧海变桑田。

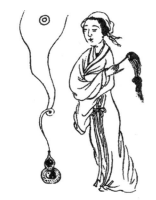

曹仙姑观太极图

治火眼肿痛以舌抵上腭目视顶鼻将心火降涌泉穴肾水提上昆仑一时行三次每放火三十六口

图3-35　曹仙姑观太极图

（三十三）尹清和睡法（图3-36）

治脾胃虚弱，五谷不消：以身仰卧，右脚架左脚上，直舒，两手搬肩，肚腹往来行功，运气六口。

诗曰： 大喊一声如霹雳，

与君相守不多时。

今日方知金乌意，

撒手常行独自归。

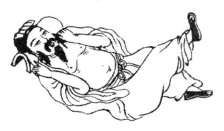

尹清和睡法

治脾胃虚弱五谷不消以身仰卧右脚架左脚上直舒两手搬肩肚腹往来行功运气六口

图3-36　尹清和睡法

(三十四) 孙玄虚乌龙探爪形 (图3-37)

治腰腿疼痛：就地坐定，舒两脚，以两手前探，搬两足齐，往来行功，运气十九口。

　　诗曰：火取南方赤龙血，
　　　　　水涌北山黑虎精。
　　　　　和合二物居一处，
　　　　　婴儿养就是长生。

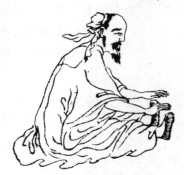

孙玄虚乌龙探爪形
治腰腿疼痛就
地坐定舒两脚
以两手前探搬
两足齐往来行
功运气十九口

图3-37　孙玄虚乌龙探爪形

(三十五) 高象先凤张势 (图3-38)

治同前：以身蹲下，曲拳弯腰，起手过顶，口鼻微出清气三四口，左脚向前，右脚尖顶左脚跟，运气十口。

　　诗曰：如来断臂少人知，
　　　　　华池枯竭好孤凄。
　　　　　麒麟掣断黄金锁，
　　　　　狮子冲开白玉梯。

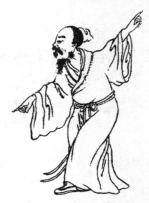

高象先凤张势
治同前从身蹲
下曲拳弯腰起
手过顶口鼻微
出清气三四口
左脚向前右脚
尖顶左脚跟运
气十口

图3-38　高象先凤张势

（三十六）傅元虚抱顶诀（图 3-39）

治头昏：端坐，将两手搓热，按抱顶门，闭目凝神，吹呵鼓气升腾顶上，复行功运气十七口。

诗曰：水云游玩到西方，

认得真身坚固刚。

炼就金丹吞入腹，

五明宫内礼虚皇。

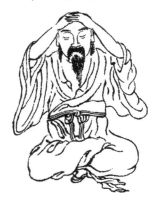

傅元虚抱顶诀端坐将两手搓热按抱顶门闭目凝神吹呵鼓气升腾顶上复行功运气十七口

图 3-39　傅元虚抱顶诀

（三十七）李弘济玩月势（图 3-40）

治和气血顺气不攻：将身曲下，如拜恭势，手足俱要交叉伏地，左右行功，各运气十二口。

诗曰：一回进火一回阳，

龙虎盘旋时降光。

阴魄和铅随日转，

阳魂与汞遂时昌。

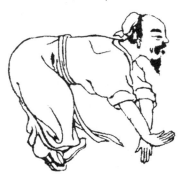

李弘济玩月势治和气血顺气不攻将身曲下如拜恭势手足俱要交又伏地左右行功各运气十二口

图 3-40　李弘济玩月势

（三十八）铁拐李靠拐势（图3-41）

治腰背疼痛：背手立住，以拐顶腰，左边靠之，运气一百八口，分三咽后，用膝跪下扫地，摆进数次；右同法。

诗曰：芦芽穿膝两边分，
　　　　石女戴帽辨前程。
　　　　立雪绝倒腰脐上，
　　　　梁柱根折尾儿倾。

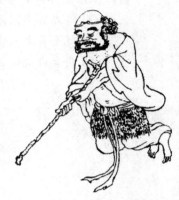

鐵拐李靠拐勢
治腰背疼痛背手
立住以拐頂腰左
邊靠之運氣一百
八口分三咽後用
膝跪下掃地擺進
數次右同法

图3-41　铁拐李靠拐势

（三十九）玉真山人和肾膛法（图3-42）

治腰腿疼：端坐，将两手作拳，搓热，向后精门摩之数次，以多为妙，每次运气二十四口。

诗曰：朝朝金鼎透飞烟，
　　　　气色河车运上天。
　　　　日露遍空滋味汇，
　　　　灵泉一派涌长川。

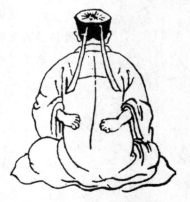

玉真山人和肾膛法
治腰腿疼端坐
将兩手作拳搓
熱向後精門摩
之數次以多為
妙每次運氣二
十四口

图3-42　玉真山人和肾膛法

（四十）李野朴童子拜形（图 3-43）

治同前：以身坐定，直舒两脚，用手按大腿根，以意引存想，运气二十四口。

诗曰：两乳汁流最可悲，

这般消息少人知。

淮汉河海皆枯竭，

钓公台下上来时。

李野朴童子拜形

治同前以身坐定直舒两脚用手按大腿根以意引存想运气二十四口

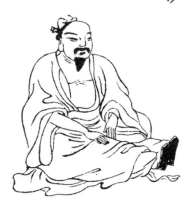

图 3-43　李野朴童子拜形

（四十一）蓝采和乌龙摆角势（图 3-44）

治遍身疼痛：端坐，舒两脚，两手握拳，连身向前，运气二十四口。

又：以脚踏定，低头，两手搬两脚尖，运气二十四口。

诗曰：要识五行颠倒颠，

龙居山下虎居田。

巽宫坎乾天内火，

离位开通坤地泉。

蓝采和乌龙角势治遍身疼痛端坐舒两脚两手握拳连身向前运气二十四口又以脚踏定低头两手搬两脚尖运气二十四口

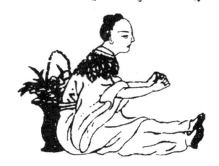

图 3-44　蓝采和乌龙摆角势

（四十二）张无梦金乌独立形（图 3-45）

治同前：以身立定，左手剑诀指天，右手五雷诀指地，左脚悬空，头目右视，行功运气九口。右同。

诗曰：周行独立出群伦，
　　　默默昏沉亘古今。
　　　能除百病凭功转，
　　　若登仙府炼乾坤。

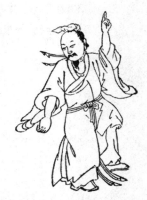

張無夢金烏獨立形
治同前以身立
定左手劍訣指
天右手五雷訣
指地左脚懸空
頭目右視行功
運氣九口右同

图 3-45　张无梦金乌独立形

（四十三）夏云峰乌龙横地势（图 3-46）

治背脊疼痛：将身曲起伏地上，两膝跪下，两手按地运气行功，左右各六口。

诗曰：琼花顶戴最为难，
　　　夺得天机造化权。
　　　升上山头飞日月，
　　　说与时人仔细参。

夏雲峰烏龍橫地勢
治背脊疼痛將
身曲起伏地上
兩膝跪下兩手
按地運氣左右
行功各六口

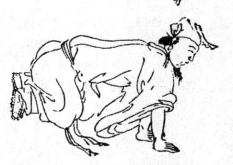

图 3-46　夏云峰乌龙横地势

（四十四）郝太古托天形（图3-47）

治肚腹虚肿：端坐，以两手作托物状，运气导引上提九口，下行运气九口。

诗曰： 龙虎炼成九转功，
能驱日月走西东。
若能火候抽添法，
金液还丹满顶红。

郝太古托天形
治肚腹虚肿端
坐以两手作托
物状运气导引
上提九口下行
运气九口

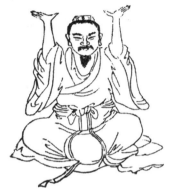

图3-47 郝太古托天形

（四十五）刘希古猛虎施威势（图3-48）

治赤白痢症：以两手前后如探马拍花，脚亦前后左右进步行功。白痢向左行气九口，赤痢向右运气九口。

诗曰： 释迦寂灭非真死，
达摩西来亦是仙。
但愿世人明此理，
同超彼岸不须船。

刘希古猛虎施威势
治赤白痢症以
两手前后如探
马拍花脚亦前
后左右进步行
功白痢向左行
气九口赤痢向
右运气九口

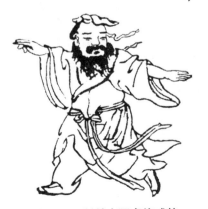

图3-48 刘希古猛虎施威势

（四十六）孙不二姑摇旗形（图3-49）

治同前：以身向前，双手直舒，如取物状，再将右脚翘起，向后屈伸数次，运气二十四口，左右同。

诗曰：竖起玄天皂纛旗，
　　　　消除赤白痢灾危。
　　　　功满自然居物外，
　　　　人间寒暑任轮回。

孙不二姑摇旗形

治同前以身向
前双手直舒如
取物状再将右
脚翘起向后屈
伸毂次运氣二
十四口左右同

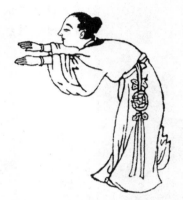

图3-49　孙不二姑摇旗形

（四十七）常天阳童子拜观音（图3-50）

治前后心疼：以身八字立定，低头至胸前，将两手叉定腹上，运气十九口。

诗曰：行持心月澄万物，
　　　　住处绅珠照十方。
　　　　静坐常观真自在，
　　　　眠时休想眼前花。

常天陽童子拜觀音

治前后心疼以
身八字立定低
头至胸前将两
手又定腹上运
氣十一九口

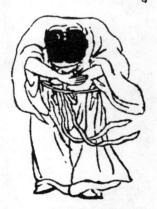

图3-50　常天阳童子拜观音

（四十八）东方朔捉拇法（图3-51）

治疝气：以两手搬两脚大拇指，挽五息，引腹中气遍行身体。

又法：十指遍挽，行之尤妙。

诗曰： 白鹤飞来下九天，

数声嘹亮出辉烟。

日月不催人自老，

不如访道学神仙。

東方朔捉拇法

治疝氣以兩手搬

兩腳大拇指挽五

息引腹中氣遍行

身體又法十指遍

挽行之尤妙

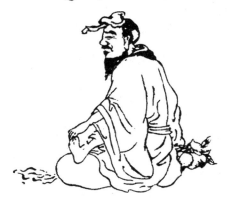

图3-51　东方朔捉拇法

（四十九）彭祖明目法（图3-52）

接地坐定，以手反背，伸左胫，屈右膝，压左腿上，行五息，引肺去风，久为之，夜视物如昼。

又法：鸡鸣时，以两手擦热，熨两目，行三次，以指拭目，左右有神光。

诗曰： 长生不在说多言，

便向坎离采汞铅。

炼就大丹三十两，

玉皇天诏定来宣。

彭祖明目法

接地坐定以手反背

伸左胫屈右膝壓左

腿上行五息引肺去

風久為之夜視物如

晝又法鷄鳴時以兩

手擦熱熨兩目行三

次以指拭目左右有

神光

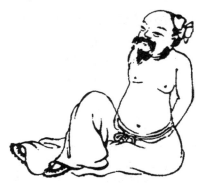

图3-52　彭祖明目法

第二十七节　逍遥子导引诀

逍遥子，即元代道家学者牛道纯（淳）。牛道纯又号神峰逍遥子，世称逍遥子。逍遥子撰有《析疑指迷论》等，收入《道藏》。逍遥子善导引养生，著《逍遥子导引诀》，共十六段，收入《夷门广牍》。明代，导引养生大家高濂、周履靖①等，在其编撰的《遵生八笺》和《赤凤髓》中均有校刊《逍遥子导引诀》。《逍遥子导引诀》亦名《导引却病歌诀》，有十六段导引歌诀和行法，但没有导引图谱，流行于明代，现将《逍遥子导引诀》，除了"淡食能多补"外，都配上了导引图便于习练。

（一）水潮除后患（图 3-53）

平明睡醒时，即起端坐，凝神息虑，舌抵上腭，闭口调息，津液自生，渐至满口，分作三次，以意送下。久行之，则五脏之邪火不炎，四肢之气血流畅，诸疾不生，永除后患，老而不衰。

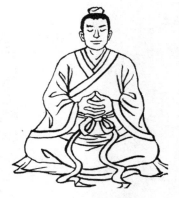

图 3-53　水潮除后患

逍遥子云： 津液频生在舌端，
　　　　　　 寻常嗽咽入丹田。
　　　　　　 于中畅美无凝滞，
　　　　　　 百日功灵可注颜。

（明·高濂《遵生八笺·延年却病笺》）

（二）起火得长安（图 3-54）

子午二时，存想真火，自涌泉穴起，先从左足行上玉枕，过泥丸，降入丹田，三遍。次从右足亦行三遍。复从尾闾起，又行三遍。久久纯熟，则百脉流通，五脏无滞，四肢健而百骸理也。

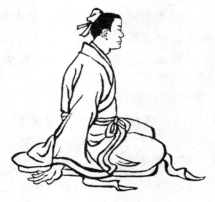

图 3-54　起火得长安

逍遥子云： 阳火须知自下生，
　　　　　　 阴符上降落黄庭。
　　　　　　 周流不息精神固，
　　　　　　 此是真人大炼形。

（明·高濂《遵生八笺·延年却病笺》）

---

① 周履靖，字逸之，浙江嘉兴人，性喜书，因居处杂植梅竹，读书其中，故自号梅颠道人，好金石，善导引，明万历丁酉年（1597）编辑校印《夷门广牍》丛书（"夷门"寓隐居之意），收录导引养生书多种，周履靖编集《赤凤髓》，收录导引养生法9种。

（三）梦失封金匮（图 3-55）

欲动则火炽，火炽则神疲，神疲则精滑，精滑而梦失也。寤寐时，调息思神，以左手搓脐二七，右手亦然。复以两手搓肋腹，摆摇七次，咽气纳于丹田，握固，良久乃止。屈足侧卧，永无走失。

> **逍遥子云：** 精滑神疲欲火攻，
> 梦中遗失致伤生。
> 搓摩有法君须记，
> 绝欲除贪是上乘。

（明·高濂《遵生八笺·延年却病笺》）

（四）形衰守玉关（图 3-56）

百虑感中，万事劳形，所以衰也。返老还童，非金丹不可，然金丹岂易得哉？善摄生者，行住坐卧一意不散，固守丹田，默运神气，冲透三关，自然生精生气，则形可以壮，老可以耐矣。

> **逍遥子云：** 却老扶衰别有方，
> 不须身外觅阴阳。
> 玉关谨守常渊默，
> 气足神全寿更康。

（明·高濂《遵生八笺·延年却病笺》）

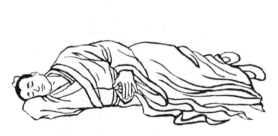

图 3-55　梦失封金匮

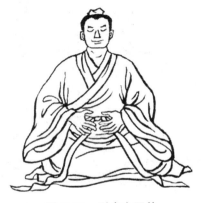

图 3-56　形衰守玉关

（五）鼓呵消积聚（图 3-57）

有因食而积者，有因气而积者，久则脾胃受伤，医药难治，孰若节饮食，戒嗔怒，不使有积聚为妙。患者当升身，闭息鼓动胸腹，俟其气满，缓缓呵出，如此行五七次，便得通快，即止。

> 逍遥子云：气滞脾虚食不消，
> 　　　　　胸中膨闷最难调。
> 　　　　　徐徐呵鼓潜通泰，
> 　　　　　疾退身安莫久劳。
> （明·高濂《遵生八笺·延年却病笺》）

（六）兜礼治伤寒（图 3-58）

元气亏弱，腠理不密，则风寒伤感。患者端坐盘足，以两手紧兜外肾，闭口缄息，存想真气自尾闾升过夹脊，透泥丸逐其邪气，低头屈抑，如礼拜状，不拘数，以汗出为度，其疾即愈。

> 逍遥子云：跏趺端坐向蒲团，
> 　　　　　手握阴囊意要专。
> 　　　　　运气叩头三五遍，
> 　　　　　顿令寒疾立时安。
> （明·高濂《遵生八笺·延年却病笺》）

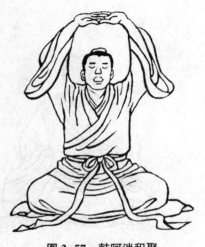

图 3-57　鼓呵消积聚

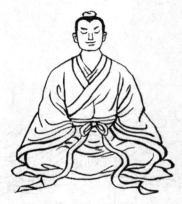

图 3-58　兜礼治伤寒

（七）叩齿牙无疾（图 3-59）

齿之有疾，乃脾胃之火熏蒸。侵晨睡醒时，叩齿三十六通，以舌搅牙龈之上下，不论变数，津液满口，方可咽下，每作三次乃止。及凡小解之时，闭口紧叩其齿，解毕方开，永无齿疾。

> **逍遥子云：** 热极风生齿不宁，
> 侵晨叩齿自惺惺。
> 若教运用常无隔，
> 还许他年老复丁。
> （明·高濂《遵生八笺·延年却病笺》）

（八）升观鬓不斑（图 3-60）

思虑太过则神耗，气虚血败而鬓斑。以子午时，握固端坐，凝神绝念，两眼含光，上视泥丸，存想追摄二气，自尾闾上升下降返还元海，每行九遍，久则神全，气血充足，发可返黑也。

> **逍遥子云：** 神气冲和精自全，
> 存无守有养胎仙。
> 心中念虑皆消灭，
> 要学神仙也不难。
> （明·高濂《遵生八笺·延年却病笺》）

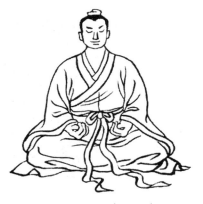

图 3-59 叩齿牙无疾

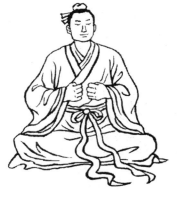

图 3-60 升观鬓不斑

（九）运睛除眼翳（图3-61）

伤热伤气，肝虚肾虚，则眼昏生翳。日久不治盲瞎必矣。每日睡起时，趺坐凝息，塞兑垂帘，将双目轮转十四次。紧闭少时，忽然大睁，行久不替，内障外翳自散，切忌色欲并书细字。

逍遥子云：喜怒伤神目不明，
垂帘塞兑养元精。
精生气化神来复，
五内阴魔尽失惊。
（明·高濂《遵生八笺·延年却病笺》）

（十）掩耳去头旋（图3-62）

邪风入脑虚火上攻，则头目昏旋，偏正作痛。久则中风不语，半身不遂，亦由此致。治之须静坐，升身闭息，以两手掩耳，折头五七次，存想元神，逆上泥丸，以逐其邪，自然风邪散去。

逍遥子云：视听无闻意在心，
神从髓海还邪气。
更兼精气无虚耗，
可学蓬莱境上人。
（明·高濂《遵生八笺·延年却病笺》）

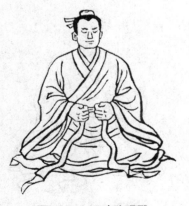 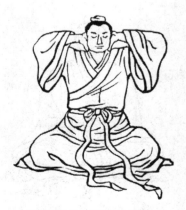

图3-61　运睛除眼翳　　　　　　　　图3-62　掩耳去头旋

（十一）托踏应轻骨（图 3-63）

四肢亦欲得小劳，譬如户枢终不朽。熊经鸟伸，吐纳导引，皆养生之用也。平时双手上托如举大石，两脚前踏，如履平地，存想神气，依按四时，嘘呵二七一次，则身健体轻，足耐寒暑。

逍遥子云： 精气冲和五脏安，

四肢完固骨强坚。

虽然未得刀圭饵，

且住人间作地仙。

（明·高濂《遵生八笺·延年却病笺》）

（十二）搓涂自美颜（图 3-64）

颜色憔悴，良由心思过度，劳碌不谨。每晨静坐，闭目凝神，存养神气，冲淡自内达外。两手搓热拂面七次，以嗽津涂面搓拂数次，行之半月，则皮肤光润，容颜悦泽，大过寻常矣。

逍遥子云： 欲寡心虚气血盈，

自然五脏得和平。

衰颜仗此增光泽，

不羡人间五等荣。

（明·高濂《遵生八笺·延年却病笺》）

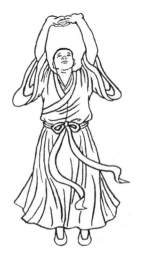

图 3-63 托踏应轻骨

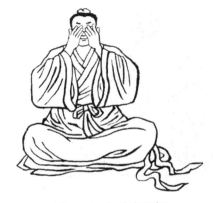

图 3-64 搓涂自美颜

（十三）闭摩通滞气（图3-65）

气滞则痛，血滞则肿，滞之为患，不可不慎。治之须澄心闭息，以左手摩滞七七遍，右手亦然。复以津涂之，勤行七日，则气通血畅，永无凝滞之患。修养家所谓干沐浴者，即此义也。

> **逍遥子云：** 荣卫流行不暂休，
> 一緉凝滞便堪忧。
> 谁知闭息能通畅，
> 此外何须别讨求。
>
> （明·高濂《遵生八笺·延年却病笺》）

（十四）凝拘固丹田（图3-66）

神一出便收来，神返身中气自回，如此朝朝并暮暮，自然赤子产真胎，此凝抱之功也。平时静坐存想元神入于丹田，随意呼吸旬日，丹田完固，百日灵明渐通，不可或作或辍也。

> **逍遥子云：** 丹田完固气归根，
> 气聚神凝道合真。
> 久视定须从此始，
> 莫教虚度好光阴。
>
> （明·高濂《遵生八笺·延年却病笺》）

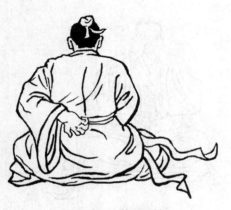

图3-65　闭摩通滞气

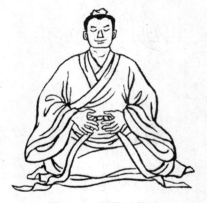

图3-66　凝拘固丹田

（十五）淡食能多补

五味之于五脏各有所宜，若食之不节，必致亏损，孰若食淡谨节之为愈也。然此淡亦非弃绝五味，特言欲五味之冲淡尔，仙翁有云："断盐不是道，饮食无滋味。"可见其不绝五味。

> 逍遥子云：厚味伤人众所知，
> 能甘淡泊是吾师。
> 三千功行从兹始，
> 天鉴行藏信有之。
> （明·高濂《遵生八笺·延年却病笺》）

（十六）无心得大还（图 3-67）

大还之道圣道也。无心者，常清常静也。人能常清静，天地悉皆归，何圣道之不可传，大还之不可得哉？《清静经》已尽言之矣。修真之士体而行之，欲造夫清真灵妙之境，若反掌尔。

> 逍遥子云：有作有为云至要，
> 无声无臭语方奇。
> 中秋午夜通消息，
> 明月当空造化基。
> （明·高濂《遵生八笺·延年却病笺》）

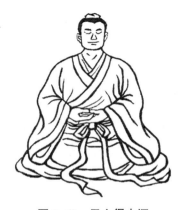

图 3-67 无心得大还

第二十八节　古仙人导引图

以下内容选自明代周履靖《赤凤髓》。

（一）偓佺飞马逐走势（图3-68）

治赤白痢疾：用托布势，行功向左，运气九口，转身向右，运气九口。

（二）黄石公绥履（图3-69）

坐定，舒两脚，两手按两大腿跟，用意存想，运气一十二口。

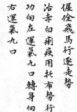

偓佺飞马行逐走势
治赤白痢疾用托布势行
功向左运气九口转身向
右运气九口

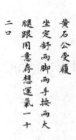

黄石公绥履
坐定舒两脚两手按两大
腿跟用意存想运气一十
二口

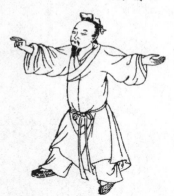

图3-68　偓佺飞马逐走势

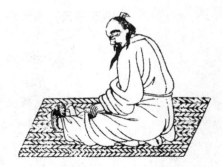

图3-69　黄石公绥履图

（三）篯铿观井（图3-70）

治腰腿疼：立住两手，握拳如鞠躬势，到地沉沉，起身双举起过顶，闭口鼻纳，微微放气三四口。

（四）啸父市上补履（图3-71）

治精脉不存：坐，舒两腿，手攀左脚心，施功运气，左三口，右四口，故为散而不走。

（五）邛疏寝石（图 3-72）

收精法：其法，当精走之时，以左手指掩右鼻，右手于尾闾穴截住精气，运气六口而精自回矣。

（六）接舆狂歌（图 3-73）

治腰疼：立住，用右手扶墙，左手下垂，右脚登舒，运气一十八口，左右亦如之。

（七）涓子垂钓荷泽（图 3-74）

专治久疠：以身端坐，左拳撑左胁，右手按右膝，专心存想，运气于病处，左六口，右六口。

（八）容成公静守谷神（图 3-75）

治头晕：咬牙，闭气，用两手按耳后，掸天柱三十六指，叩齿三十六通，名鸣天鼓。

筊铿观井
治腰腿疼立住两手握拳
如鞠躬势到地沉沉起身
双擎起过顶闭口鼻内微
微故气三四口

啸父市上补履
治精脉不存坐两手
攀左脚心施功运气左三
口右四口故为散而不走

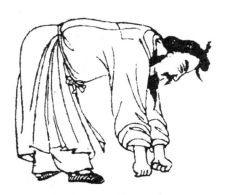

图 3-70　筊铿观井

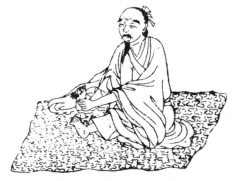

图 3-71　啸父市上补履

接與狂歌
治腰疼立住用右
手扶墙左手下垂
右脚登舒運氣一
十八口左右亦如
之

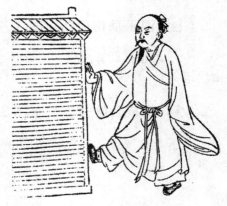

图 3-73　接輿狂歌

邛疏寝石
收精法其法當精走之時
以左手指掩右鼻右手托
尾閭穴截住精氣運六口
而精自回矣

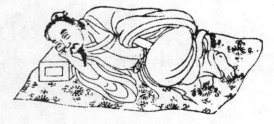

图 3-72　邛疏寝石

容成公静守谷神
治頭暈咬牙閉氣用兩手
按耳後揮天鼓三十六指
叩齒三十六通名曰鳴
天鼓

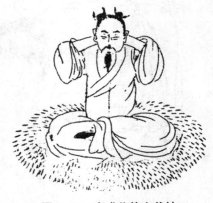

图 3-75　容成公静守谷神

涓子垂釣荷澤
專治久疟以身端坐左拳
撐左脅右手按右膝專心
存想運氣於病處左六口
右六口

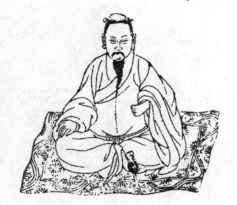

图 3-74　涓子垂钓荷泽

（九）庄周蝴蝶梦（图3-76）

治梦泄遗精：仰卧，右手枕头，左手用功，左腿直舒，右腿拳缩，存想运气二十四口。

（十）东方朔置帻官舍（图3-77）

双手拿风雷，专治混脑痧及头风疼不止者，以两手抱耳，连后脑，运气一十二口，行功十二次。

（十一）冠先鼓琴（图3-78）

治头疼及诸风与血脉不通：两手按膝，向左扭项、扭背，运气一十二口，右亦如之，名摇天柱。

（十二）修羊公卧石榻（图3-79）

治四时伤寒：侧卧，屈膝，以手擦热，抱阴及囊，运气二十四口。

口腿拳缩存想运气二十四
治梦泄遗精仰卧右手枕
頭左手用功左腿直舒右
莊周蝴蝶夢

東方朔置幘官舍
雙手拿風雷專治混腦痧
及頭風疼不止者以兩手
抱耳連後腦運氣一十二
口行功十二次

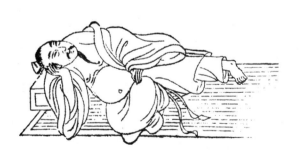

图3-76 庄周蝴蝶梦

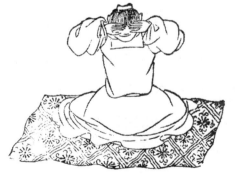

图3-77 东方朔置帻官舍

修羊公卧石榻
治四时伤寒侧卧屈膝
以手擦热抱阴及囊运
气二十四口

冠先鼓琴
治头疼及诸风与血脉不
通两手按膝向左扭项扭
背运气一十二口右亦如
之名摇天柱

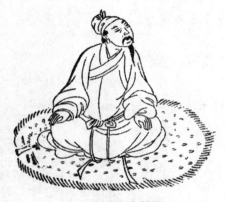

图3-78　冠先鼓琴

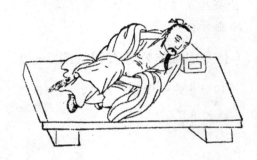

图3-79　修羊公卧石榻

(十三) 王子晋吹笙 (图3-80)

任脉通：百病消除：以身端坐，两手挪拿胸傍二穴，如此九次，运气九口。

(十四) 钟离云房摩肾 (图3-81)

治肾空虚冷、腰疼、腿痛：端坐，两手擦热向背后，双拳摩精门，运气二十四口。

(十五) 东华帝君倚杖 (图3-82)

治腰背疼：端立，以手拄杖，项腰左右运转气十八口，一气运三遍，用膝拂地摆。

(十六) 山图折脚 (图3-83)

专治夜梦遗精：坐，舒两脚，用两手攀脚心，行功运气九口。

鐘離雲房摩肾
治肾堂虛冷腰疼腿痛端
坐兩手擦熱伺背後雙拳
摩精門運氣二十四口

王子晋吹笙
任脈通百病消除以身端
坐兩手挪拿胸傍二穴如
此九次運氣九口

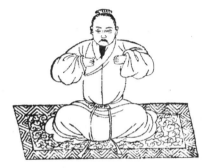

图 3-80 王子晋吹笙

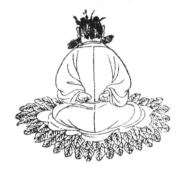

图 3-81 钟离云房摩肾

東華帝君倚杖
治腰背疼端立以手
柱扶項腰左右運轉
氣十八口一氣運三
遍用膝拂地攝

山圖折腳
專治夜夢遺精坐舒兩腳
用兩手攀腳心行功運氣
九口

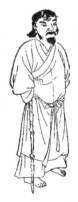

图 3-82 东华帝君倚杖

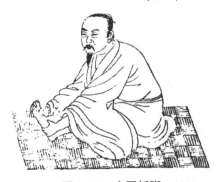

图 3-83 山图折脚

（十七）许旌阳飞剑斩妖（图 3-84）

治一切心疼：丁字步立，右手扬起，扭身左视，左手于后，运气九口。

（十八）魏伯阳谈道（图 3-85）

治背膊疼痛：以身高坐，右腿舒，左腿弯，左手举，右手摩腹，行功运气一十二口。

（十九）子主披发鼓琴（图 3-86）

调理血脉，上治三焦不和，眼目昏花虚弱：以身端坐，先用手擦热，抹脚心，手按两膝，端坐，开口呵气九口。

（二十）故姬泣拜交宾（图 3-87）

治腰疼：立住，鞠躬低头，手与脚尖齐，运气二十四口，名乌龙摆尾。

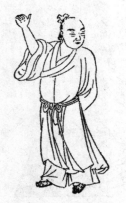

許旌陽飛劍斬妖
治一切心疼丁字步立右
手揚起扭身左視左手於
後運氣九口

图 3-84　许旌阳飞剑斩妖

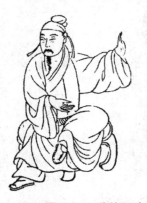

魏伯陽談道
治背膊疼痛以身高
坐右腿舒左腿彎左
手舉右手摩腹行功
運氣一十二口

图 3-85　魏伯阳谈道

两膝端坐开口呵气九口
先用手擦热抹脚心手按
眼目昏花虚弱以身端坐
调理血脉上治三焦不和
子主披发鼓琴

故妪泣拜交宾
治腰疼立住鞠躬低头手
与脚尖齐运气二十四口
名曰鸟撮尾

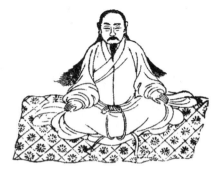

图 3-86 子主披发鼓琴

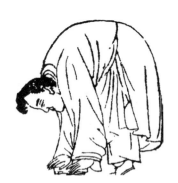

图 3-87 故妪泣拜交宾

(二十一) 服闾瞑目（图 3-88）

治肚腹疼痛，不能养精：以身端坐，两手抱脐下，行功运气四十九口。

(二十二) 陶成公骑龙（图 3-89）

治胸膈膨闷：以左手向左，右亦随之，头向右扭，以右手向右，左亦随之，头向左扭，运气左九口，右九口。

(二十三) 谷春坐县门（图 3-90）

治一切杂病：以身端坐，两手按膝，左右扭身，运气一十四口。

(二十四) 谢自然跌席泛海（图 3-91）

治疲症：用两拳，拄两胁，与心齐用力，存想行功，运气左二十四口，右亦如之。

服闿瞑目
治肚腹疼痛不能养精以
身端坐两手抱脐下行功
运气四十九口

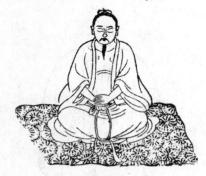

图3-88　服间瞑目

陶成公骑龙
治胸膈膨闷以左手向左
右亦随之头向右扭以右
手向右左亦随之头向左
扭运气左九口右九口

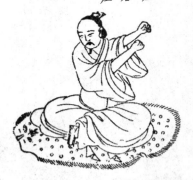

图3-89　陶成公骑龙

谷春坐县门
治一切杂病以身端坐两
手按膝左右扭身运气一
十四口

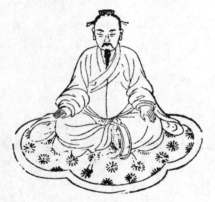

图3-90　谷春坐县门

谢自然跌席泛海
治瘦症用两拳挂两胁与
心齐用力存想行功运气
左二十四口右亦如之

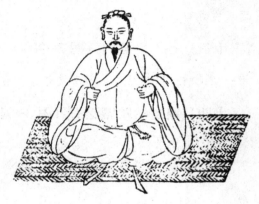

图3-91　谢自然跌席泛海

（二十五）宋玄白卧雪（图3-92）

治五谷不消：仰面直卧，两手在胸，并肚腹上，往来行功，翻江搅海，运气六口。

（二十六）马自然醉堕雪溪（图3-93）

以肚腹着地，两手向后，往上举，两脚亦往上举，运气一十二口。亦治搅肠痧。

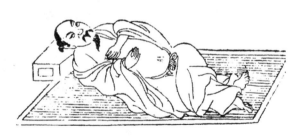

图3-92　宋玄白卧雪

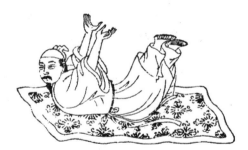

图3-93　马自然醉堕雪溪

（二十七）玄俗形无影（图3-94）

以身端坐，用两手擦脚心，运气二十四口，右脚亦然。

（二十八）负局先生磨镜（图3-95）

治遍身疼痛：以身端坐，直舒两脚，两手握拳，连身向前，运气一十二口。

（二十九）吕纯阳行气（图3-96）

治背膊疼痛：立住，左手舒，右手捏膊肚，运气二十二口，右手亦然。

（三十）邢子入山寻大（图3-97）

治左瘫右痪：以手左指右视，运气二十四口，以手右指左视，运气二十四口。

玄俗形无影
以身端坐用两手擦
脚心运气二十四口
右脚亦然

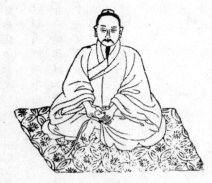

图 3-94　玄俗形无影

负局先生磨镜
治遍身疼痛以身端坐直
舒两脚两手握拳连身俯
前运气一十二口

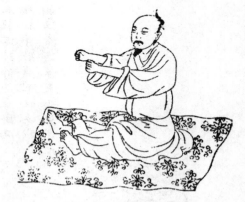

图 3-95　负局先生磨镜

吕纯阳行气
治背膊疼痛立住左手舒
右手捏膊肚运气二十二
口右手亦然

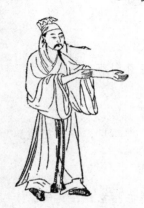

图 3-96　吕纯阳行气

邢子入山寻大
治左瘫右痪以手左指右
视运气二十四口以手右
指左视运气二十四口

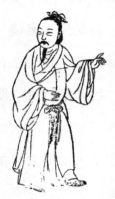

图 3-97　邢子入山寻大

（三十一）裴玄静驾云升天（图3-98）

治小肠虚冷疼痛：以身端坐，擦丹田，行功运气四十九口。

（三十二）何仙姑簪花（图3-99）

两手抱头，端坐，行功运气一十七口。

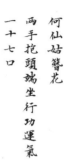

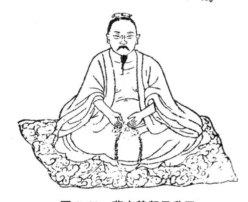

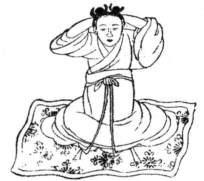

图3-98　裴玄静驾云升天　　　　　　　图3-99　何仙姑簪花

（三十三）韩湘子存气（图3-100）

治血气衰败：以两手擦目，用两手挂定两胁，行功其气上升，运气二十四口。

（三十四）曹国舅抚云阳板（图3-101）

治瘫痪：以身高坐，左脚弯圈，右脚斜舒，两手左举右视，运气二十四口，右亦如之。

（三十五）候道玄望空设拜（图3-102）

治前后心疼：八字立定，低头于胸前，两手抄腹下，用功行气一十七口。

（三十六）玄真子笑咏坐席浮水（图3-103）

治肚腹虚肿：以身端坐，两手托天，运气上九口，下九口。

曹国舅抚云阳板

治瘫痪以身高坐左脚弯
圈右脚斜舒两手左举右
视运气二十四口右亦如
之

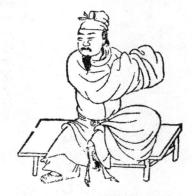

图 3-101 曹国舅抚云阳板

韩湘子存气

治血气衰败先以两手擦
目用两手拄定两胁行功
真气上升运气二十四口

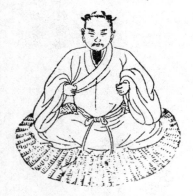

图 3-100 韩湘子存气

玄真子笑咏坐席浮水

治肚腹虚肿以身端坐两
手托天运气上九口下九
口

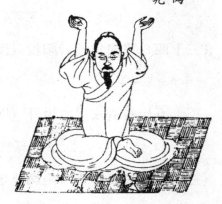

图 3-103 玄真子笑咏坐席浮水

侯道玄望空设拜

治前后心疼八字立定低
头於胸前两手抄腹下用
功行气一十七口

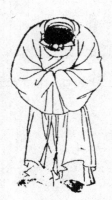

图 3-102 候道玄望空设拜

（三十七）许碏插花满头（图 3-104）

治肚膨胀遍身疼痛：以身立住，用两手托天，脚跟向地，紧撮谷道，运气九口。

（三十八）刘海戏蟾（图 3-105）

治遍身拘束疼痛、时气伤寒：立住，左脚向前，握两拳，运气一十二口。右脚亦然。

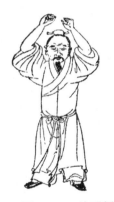

图 3-104　许碏插花满头

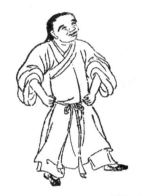

图 3-105　刘海戏蟾

（三十九）白玉蟾运气（图 3-106）

以两手按肩，用目左视，运气一十二口，治胸腹虚饱。

（四十）蓝采和行歌城市（图 3-107）

治气不通：立定，用功，如左边气脉不通，左手行功，意在左边，举左手运气。右边亦然。

（四十一）陵阳子明垂钓（图 3-108）

治腰腿疼痛：坐，舒两脚，两手向前，与足齐来往行功，运气一十九口。

（四十二）鄡通徵坐默持（图3-109）

治久病黄肿：以两手按膝，施功，存想，闭息周流，运气四十九口，如此则气通血融而病自除矣。

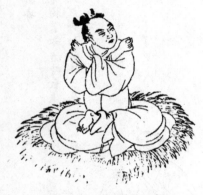

白玉蟾运气
以两手按肩用目左视运
气一十二口治胸腹虚饱

图3-106　白玉蟾运气

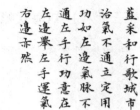
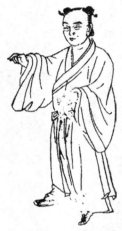

蓝采和行歌城市
治气不通立定用
功如左边气脉不
通左手行功意在
左边举左手运气
右边亦然

图3-107　蓝采和行歌城市

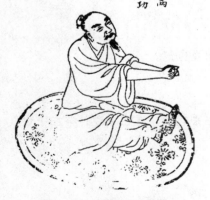

陵阳子明垂钓
治腰腿疼痛坐舒两脚两
手向前与足齐来往行功
运气一十九口

图3-108　陵阳子明垂钓

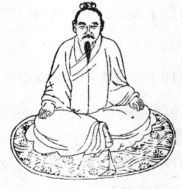

鄡通徵静坐默持
治久病黄肿以两手按膝
施功存想闭息周流运气
四十九口如此则气通血
融而病自除矣

图3-109　鄡通徵坐默持

（四十三）子英捕鱼（图3-110）

治血脉不和：立，用打蛇势，手脚俱要交叉，左右行功，左行气一十二口，右亦如之。

（四十四）陈希夷熟睡华山（图3-111）

治色痨：头枕右手，左拳在腹，上下往来擦摩，右腿在下微蜷，左腿压右腿在其下，存想调息习睡，收气三十二口，在腹如此，运气一十二口。久而行之病自痊。

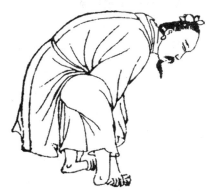

图3-110　子英捕鱼

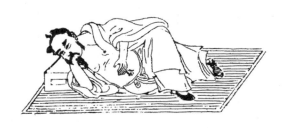

图3-111　陈希夷熟睡华山

（四十五）金可记焚香静坐（图3-112）

治绞肠痧痛不可忍：以身端坐，用两手攀膝，齐抱左右登板九数，运气二十四口。

（四十六）戚逍遥独坐（图3-113）

专治久疠：以身端坐，用两手摩两胁，并患处，行功运气三十二口。

戚逍遥獨坐

專治久癩以身端坐用兩
手摩兩脇并患處行功運
氣三十二口

金可記焚香靜坐

治絞腸痧痛不可忍以身
端坐用兩手攀膝齋抱左
方登板九數運氣二十四
口

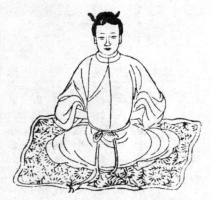

图 3-112　金可记焚香静坐

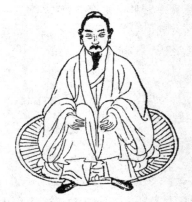

图 3-113　戚逍遥独坐

第四章 经典导引法 ▷▷▷▷

第一节 五禽戏导引法

"五禽戏"是中医导引法的经典，相传源自东汉时期名医华佗（约 145—208）。《后汉书·华佗传》说他"兼通数经，晓养性之术"，这里的"养性之术"就是指导引等锻炼方法。华佗的贡献在于他不但自身勤于实践，练习传播导引法，而且将医疗导引中的仿生动作加以整理，在《庄子》"二禽戏"（熊经鸟伸）的基础上创编了"五禽戏"。其名称及功效据《后汉书·方术列传·华佗传》记载："吾有一术，名五禽之戏：一曰虎，二曰鹿，三曰熊，四曰猿，五曰鸟。亦以除疾，兼利蹄足，以当导引。体有不快，起作一禽之戏，怡而汗出，因以著粉，身体轻便而欲食。普施行之，年九十余，耳目聪明，齿牙完坚。"据有关文献记载，华佗和其弟子每到一地，除了给当地民众看病之外，也把"五禽戏导引法"教给大家，推动了导引法的传播，使作为治疗技术的导引普及成为一种养生方法。

晋代葛洪的《抱朴子》中也提到了华佗的"五禽戏"，其为现存最为完整的"五禽戏导引法"文献。南北朝时，陶弘景在《养性延命录》中不但对五禽戏导引法的具体操作步骤进行了描绘，而且提出了五禽戏导引法的锻炼原则："任力为之，以汗出为度。"下面具体介绍《养性延命录》中的五禽戏导引诀。

一、虎戏导引法（图 4-1）

虎戏导引诀： 虎戏者，四肢距地，前三踯，却二踯，长引腰侧，脚仰天，即返距行，前却各七过也。

二、鸟戏导引法（图 4-2）

鸟戏导引诀： 鸟戏者，双立手，翘一足，伸两臂，扬眉，用力各二七，坐伸脚，手挽足距各七，缩伸二臂各七也。

三、鹿戏导引法（图 4-3）

鹿戏导引诀： 鹿戏者，四肢距地，引项反顾，左三右二，左右伸脚，伸缩亦三亦二也。

四、熊戏导引法（图4-4）

熊戏导引诀： 熊戏者，正仰，以两手抱膝下，举头，左擗地七，右亦七，蹲地，以手左右托地。

五、猿戏导引法（图4-5）

猿戏导引诀： 猿戏者，攀物自悬，伸缩身体，上下一七，以脚拘物，自悬，左右七，手钩却立，按头各七。

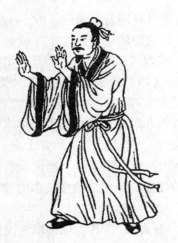

图4-1　虎戏导引法

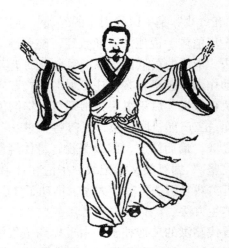

图4-2　鸟戏导引法

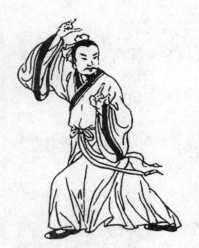

图4-3　鹿戏导引法

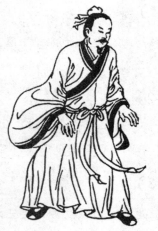

图4-4　熊戏导引法

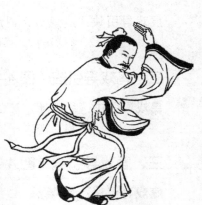

图4-5　猿戏导引法

第二节 站姿八段锦导引法

八段锦，有站姿和坐姿混合导引法，还有站姿和坐姿分别的导引法。站姿八段锦，又名"武八段"。坐姿八段锦，又名"文八段"。有关八段锦最早记载的是晋代许逊的《灵剑子导引子午记》："仰托一度理三焦，左肝右肺如射雕。东肝单托西通肾，五劳回顾七伤调。游鱼摆尾通心脏，手攀双足理于腰。次鸣天鼓三十六，两手掩耳后头敲。"

南宋曾慥的《道枢·众妙篇》对站姿八段锦的记载如下：仰掌上举以治三焦者也，左肝右肺如射雕焉。东西独托，所以安其脾胃矣。返复而顾，所以理其伤劳矣。大小朝天，所以通其五脏矣。咽津补气，左右挑其手。摆鳍之尾，所以祛心之疾矣。左右手以攀其足，所以治其腰矣。"南宋的陈元靓在《事林广记·修真秘旨》中将其以"吕真人安乐法"命名并以导引口诀的形式记录："昂首仰托顺三焦，左肝右肺如射雕。东脾单托兼西胃，五劳回顾七伤调。鳝鱼摆尾通心气，两手搬脚定于腰。大小朝天安五脏，漱津咽纳指双挑。"

清代《新出保身图说》以八段锦命名，并配有导引图势，其导引诀为："两手托天理三焦，左右开弓似射雕。调理脾胃须单举，五劳七伤往后瞧。攒拳怒目增气力，两手攀足固肾腰。摇头摆尾去心火，背后七颠百病消。"现将该导引诀和图示表示如下。

一、两手托天理三焦（图4-6）

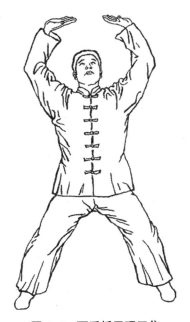

图4-6 两手托天理三焦

二、左右开弓似射雕（图 4-7）

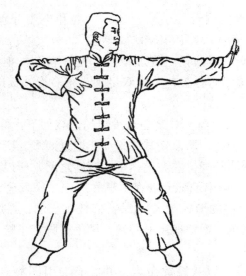

图 4-7　左右开弓似射雕

三、调理脾胃须单举（图 4-8）

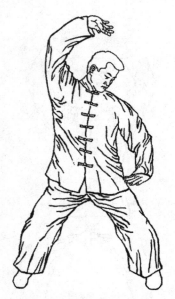

图 4-8　调理脾胃须单举

四、五劳七伤往后瞧（图 4-9，图 4-10）

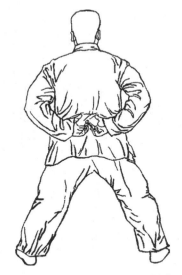

图 4-9　五劳七伤往后瞧（1）

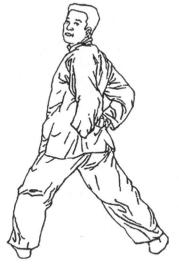

图 4-10　五劳七伤往后瞧（2）

五、攒拳怒目增气力（图 4-11）

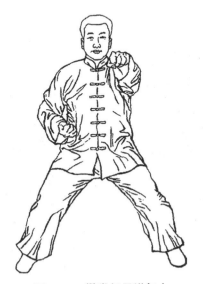

图 4-11　攒拳怒目增气力

六、两手攀足固肾腰（图4-12，图4-13）

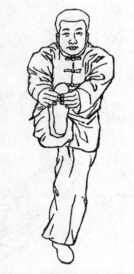

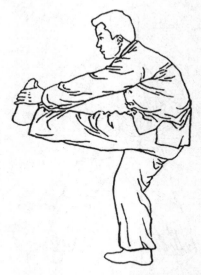

图4-12　两手攀足固肾腰（1）　　　　　　图4-13　两手攀足固肾腰（2）

七、摇头摆尾去心火（图4-14，图4-15）

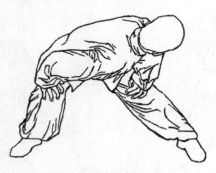

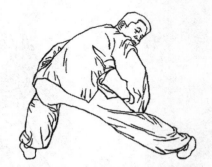

图4-14　摇头摆尾去心火（1）　　　　　　图4-15　摇头摆尾去心火（2）

八、背后七颠百病消（图 4-16）

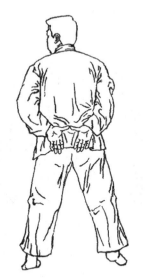

图 4-16　背后七颠百病消

第三节　坐姿八段锦导引法

《坐姿八段锦》，又名《八段锦导引法图》《八段锦坐功图诀》等，其"总诀"与《钟离八段锦》内容相同。宋代，曾慥填了一阕《临江山》。明代，朱权将其收入《活人心法·导引法》，养生学家周履靖将其收入《赤凤髓》，《赤凤髓》中很多导引法的内容散见于明清以后的《内功图说》等导引养生书中。清代席裕康认为，坐姿八段锦当首推《八段锦坐功图诀》，此乃古圣相传，其余乃旁门。

《八段锦坐功图诀》因其简便易行，功效显著，因此在民间的传承一直没有中断过。2019 年 3 月 25 日，上海市人民政府公布了第六批上海市非物质文化遗产代表性项目名录，由上海传承导引医学研究所申报的"坐姿八段锦导引法"成功入选。

《坐姿八段锦》的口诀为："闭目冥心坐，握固静思神。叩齿三十六，两手抱昆仑。左右鸣天鼓，二十四度闻。微摆撼天柱，赤龙搅水井。漱津三十六，神水满口匀。一口分三咽，龙行虎自奔。闭气搓手热，背后摩精门。尽此一口气，想火烧脐轮。左右辘轳转，两脚放舒伸。叉手双虚托，低头攀足频。以候逆水上，再嗽再吞津。如此三度毕，神水九次吞。咽下汩汩响，百脉自调匀。河车搬运讫，发火并身烧。邪魔不敢近，梦寐不能昏。寒暑不能入，灾病不能选。子后午前作，造化合乾坤。循环次第转，八卦是良因。"

一、闭目冥心坐（图4-17）

导引诀曰：闭目冥心坐，握固静思神。叩齿三十六，两手抱昆仑。

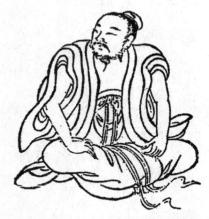

图4-17　明代高濂《遵生八笺》坐姿八段锦第一段导引图

【分解演示】

动作要领（一）：握固者，屈拇指，握四指，握手牢固（图4-18，图4-19）。
《诸病源候论》：两手各自以四指把手拇指。

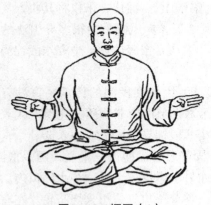

图4-18　握固（1）

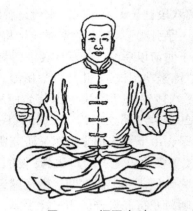

图4-19　握固（2）

动作要领（二）：握固，闭目，冥心，盘跌而坐（图4-20）。
导引诀曰：肋腹运尾闾，握固按双膝。

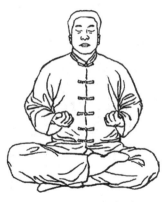

图 4-20 握固（3）

动作要领（三）：扣齿 36 次，即每组 9 次，做 4 组（图 4-21）。

叉抱两手于项后，数九息，呼吸不令耳闻（自此后出入息皆不可使耳闻）（图 4-22）。

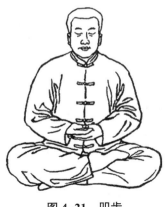

图 4-21 叩齿

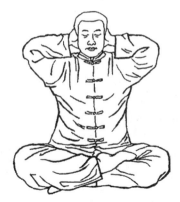

图 4-22 两手抱昆仑

注："叩齿集神"是第一段的要诀。

二、左右鸣天鼓（图 4-23）

导引诀曰：左右鸣天鼓，二十四度闻。

【分解演示】

动作要领：移两手心掩两耳，先以第二指压中指，弹击后脑，左右各 24 次（图 4-24，图 4-25，图 4-26）。

导引诀曰：叩齿鸣天鼓。

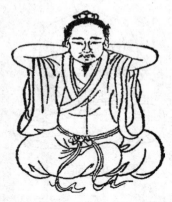

图 4-23　明代高濂《遵生八笺》坐姿八段锦第二段导引图

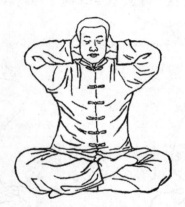

图 4-24　左右鸣天鼓

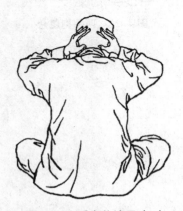

图 4-25　后身位演示（1）

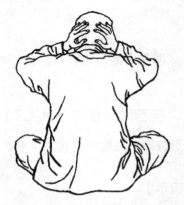

图 4-26　后身位演示（2）

注："指击后脑"是第二段的要诀。

三、微摆撼天柱（图4-27）

导引诀曰：微摆撼天柱。

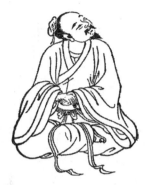

图4-27　明代高濂《遵生八笺》坐姿八段锦第三段导引图

【分解演示】

　　动作要领：先须握固（图4-28，图4-29），摇头左右顾（图4-30，图4-31），肩膊转随动24次。

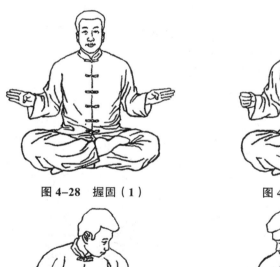

图4-28　握固（1）　　　　　　　图4-29　握固（2）

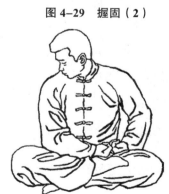

图4-30　微摆撼天柱（左势）　　　图4-31　微摆撼天柱

注："微摇天柱"是第三段的要诀。

四、赤龙搅水井（图4-32）

导引诀曰： 赤龙搅水井，漱津三十六，神水满口匀，一口分三咽，龙行虎自奔。

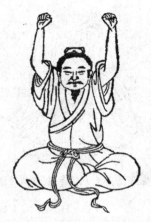

图4-32 明代高濂《遵生八笺》坐姿八段锦第四段导引图

【分解演示】

动作要领： 以舌搅口齿并左右颊，待津液生而漱津36次（图4-33）。待津液满口后，将所漱津液分作3次咽下（图4-34）。

导引诀曰： 有津续咽之，以意送入腹。

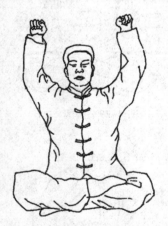

图4-33 赤龙搅水井

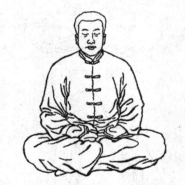

图4-34 漱津三十六，神水满口匀

注："赤龙搅海"是第四段的要诀。

五、背后摩精门（图4-35）

导引诀曰： 闭气搓手热，背后摩精门。尽此一口气，想火烧脐轮。

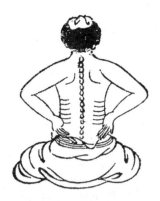

图 4-35　明代高濂《遵生八笺》坐姿八段锦第五段导引图

【分解演示】

动作要领（一）：以鼻引清气闭之。少顷，搓手急数令热极，鼻中徐徐乃放气出（图 4-36）。

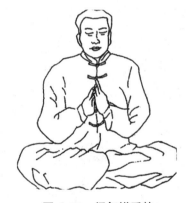

图 4-36　闭气搓手热

动作要领（二）：精门者，腰后外肾也，合手心摩毕，收手握固（图 4-37）。

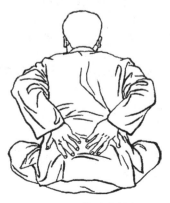

图 4-37　背后摩精门

动作要领（三）：闭口鼻之气，想用心火下烧丹田，觉热极即用后法（图 4-38）。
导引诀曰：推肾手推搦。

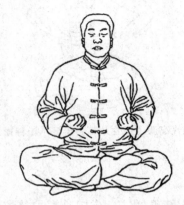

图 4-38　尽此一口气，想火烧脐轮

注："摩运肾堂"是第五段的要诀。

六、左右辘轳转（图 4-39）

导引诀曰：左右辘轳转。

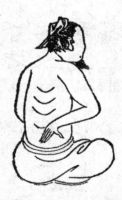

图 4-39　明代高濂《遵生八笺》坐姿八段锦第六段导引图

【分解演示】

动作要领：俯首摆撼两肩 36 次，想火至丹田透双关入脑户，鼻引清气，闭少顷间（图 4-40，图 4-41，图 4-42，图 4-43）。

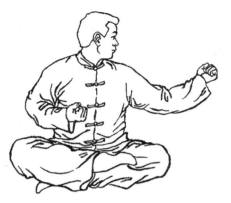

图 4-40 左右辘轳转（左势）

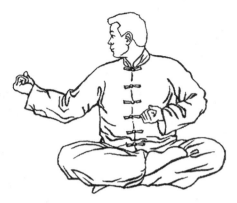

图 4-41 左右辘轳转（右势）

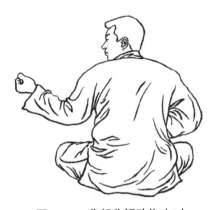

图 4-42 背部分解动作（1）

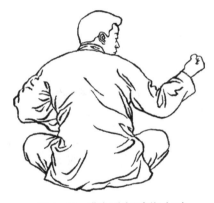

图 4-43 背部分解动作（2）

注："单关辘轳"是第六段的要诀。

七、叉手双虚托（图 4-44）

导引诀曰： 两脚放舒伸，叉手双虚托。

【分解演示】

动作要领： 两脚放舒伸，即放直两足（图 4-45）。

叉手相交，向上托空 3 次或 9 次（图 4-46）。

导引诀曰： 分合按且举。

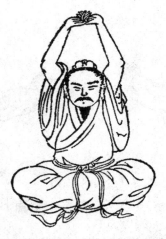

图 4-44　明代高濂《遵生八笺》坐姿八段锦第七段导引图

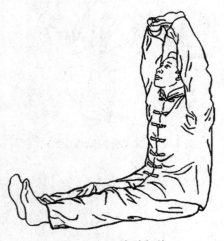

图 4-45　两脚放舒伸

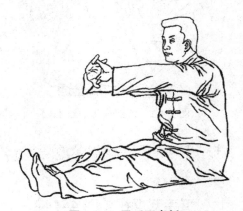

图 4-46　叉手双虚托

注:"叉手按顶"是第七段的要诀。

八、低头攀足频 (图 4-47)

导引诀曰: 低头攀足频,以候逆水上。

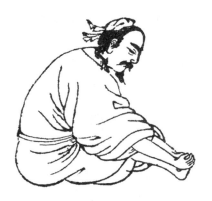

图 4-47　低头攀足频明代高濂《遵生八笺》坐姿八段锦第八段导引图

【分解演示】

动作要领（一）：以两手向前攀脚心 12 次，乃收两足，端坐（图 4-48，图 4-49，图 4-50）。

导引诀曰：伸足扳其趾。

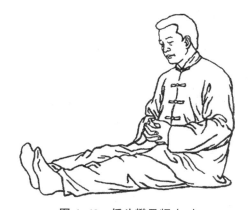

图 4-48　低头攀足频（1）

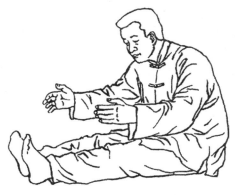

图 4-49　低头攀足频（2）

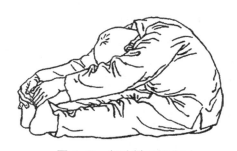

图 4-50　低头攀足频（3）

注："手足钩攀"是低头攀足频的要诀。

动作要领（二）： 喉口中津液生，如未生再用急搅取水，同前法（图 4-51）。

经曰： 息心并涤虑，浃骨更治髓。

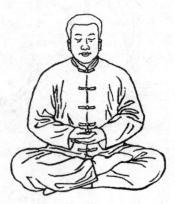

图 4-51　以候逆水上

注："推出尾闾"是以候逆水上的要诀。

附：丹房八段锦

第一段　两手搓热摩丹田

先盘膝趺坐，闭目冥心，以左脚背加右膝上，右足背加左膝上，使两足心朝天，上身正直。闭目冥心而坐，调和气息，使胸中空明朗澈。

然后再两手合掌，左上右下，紧紧相搓七十二度。再翻转两手，使右上左下，更着力搓摩七十二度，务使掌心搓至极热。随移左掌紧按（下）丹田，从右向下，绕左而上，用力缓缓推摩七十二度。

再将两手如法合掌相搓，左右各七十二度，将右手紧按丹田，从左转下，绕右而上，用力缓缓推摩七十二度。第一段功毕。

按：……盖此功"固肾益元"为主故也，必两手搓热而后行之者，易使丹田温暖，内固其精气，而氤氲不绝，流转调和也。行此功时，须意念专一，功行至何处，意亦随之至何处。如能内视最妙。

第二段　攀足俯首目视前

行上段既毕，即将两足向前舒直，两足紧并，两踝相靠，足跟着力于下，足趾向上。

然后将两臂从左右上举，双掌举过顶门时，上身即向前俯下，两手即落至前方，紧紧将双足攀住，用力向后拉引，两足则力向前挺，惟足跟不能离地，身虽下俯，而头宜上昂，以面向正前方为度。

目前视，眦须张开，睛须突出，约十二呼吸时，各处之力暂时放松，目睛亦复平视状，调息片时，更用力如上法行之。

如此一收一放为一度，共行三十六度而功毕。

按：此段专练腰胯之部者，两腿宜舒，则胯部筋肉必然紧张；上身下俯，两臂宜舒，腰腹等处之筋肉，亦必伸张至极度。其一紧一松，盖欲于伸舒之中，再作有力之弛张。至于头之所以必须上昂，则欲实腰部也。

盖头上昂，则肩背必因此而向前猛逼，则腰胯必向前伸展，故曰此其意在腰胯；其两手必向后极力拉引，而两足必向前猛力挺出者，所以使全身着力，而无一处空虚之处也。此段妙用，即在"固实"二字。

第三段　运气提神双捧腹

盘膝趺坐如第一势，左足背加于右膝，右足背加于左膝，足心向上，闭目冥心，调和气息，挺身而坐。

两手掌紧紧按住小腹两旁，指尖向肾囊两旁，左右两拇指尖相对，紧扣脐轮。然后运气注于（下）丹田之内，更徐徐向上提起，至自觉睾丸作上升之势，则须紧塞元关，闭住气息，使神气凝聚于中丹田，至十二呼吸，复将气下注。如此一升一降为一度，须共行七十二度而功毕。

按：此段乃"荡涤（下）丹田秽浊"，兼使睾丸活动，谓"扣肾关"之法也。行时须以意役神，以神使气，气之所在，神即随之，而意亦必凝于是。运气升降时，宜徐不宜疾，过疾则不易凝，反或有伤脏腑。

初行时，颇觉不易，及习之既久，则自能升降如意。且运气上升，则有（咽）之声，由下而上。运气于腹，则若铁石而突出。

行功至此程度，则肾关自固，而元气自充，百病亦自不复能侵矣。然非专心勤学，持久不渝，而达三年以上功夫者，决不能如是也。

编者注：元关，内丹术术语，即玄关，谓至玄至妙之机关，实即下丹田。《脉望》："《山家清事》云：内肾一窍名玄关，外肾一窍名牝户，无所感触则精不外化而复元关。"

第四段　清除肾火揉涌泉

盘膝而坐，左足背加于右膝，右足背加于左膝，如第一段状。瞑目屏息，使心中空明朗澈。然后将左掌置右足心，右掌置左足心，紧紧一按，随即一松。一按一松为一度，共行七十二度。既毕，更以两掌跟，即两掌近腕之处，紧抵住足心涌泉穴，由内向外，极力揉擦七十二度。此段即功毕。

按：涌泉穴居足心之中，上达百体诸穴，先经肾关。此段先行按松者，使其窍开张也。其用掌跟极力揉擦者，乃使元神冥气，从涌泉穴透入，而上达于肾关，将肾关中所有郁热，被驱而出，不得留存于体中，如是则肾火既清，肾水充而元阳固矣。

行此功时，宜用十二分力量，缓缓做去，最忌急骤。紧按七十二，旋揉百四十四，用力行二百一十六度，必至全身各体，皆有微汗透出，始克收效。

而呼吸宜照常，勿事屏气，勿使急促，否则非但肾部不得益，或且因此而损害他部，殊失习此者之本意，是不可不慎者也。

第五段　屈指扣腰三十六

盘膝而坐，左足背加于右膝，右足背加于左膝，闭目冥心，凝神一志，趺坐如第一段。然后将手握拳，拇指屈置于拳口处，食指紧握住其近指爪处，此时拳背向前，掌心向后，双拳握固之后，缓缓向上提起，至齐腰而止。

两肘屈，突向两侧，然后更用拇指之第二节骨，即屈当拳口处者，轻轻扣腰一下，旋即将拳向旁岩出，离腰盈尺而止。旋用指扣腰，如是扣三十六次，岩三十六次，是为一功。既毕，双拳复掌置原处。

按：此段乃专为调节疲劳而设。因前段如"运气提神双捧腹"，及"清除肾火揉涌泉"二功，行时非常用力，不免因致疲劳之弊。故此一段之作用，轻描淡写，并不费力，实所以调节上二段之疲劳也。然又与寻常之休息不同。自腰部极力紧张之后，骤然作过过度之松弛，有如人于久饥之后，骤然得食，而饱食过当，鲜有不因以致病者。

故此段于紧张之后，屈指扣腰，使腰部之筋络血脉，得以徐徐松弛，绝大妙用，非浸淫于此道者，不得而知也，学者须加意焉。

第六段　扇擦精门宜耸肩

先将两足放开，屈膝前跪，将左足背紧贴右足涌泉穴，上身坐于左足踵上，挺直胸腹，两掌挽至身后，紧按后精门上，掌跟着力，先向外扇开，两肩即向上一耸，然后将掌跟向内扇入，紧合而止，两肩即向下一挫，开时两拇指相距四五寸，合时则紧并。

如此一开一合，是为一度。共行三十六度而功毕。

按：此段乃摄精固阴之法，行时亦宜运气提神，如第三段相仿。两掌扇开时，须运气上升，所以须肩头上耸者，即属此意。两手紧合时，须运气下降，所以须肩下挫者，即属此意。

气既运至，神即随之，神气贯注于精门，则元阳自凝，不至散败，增精益气，其获益自不待言。惟所谓以意使神，以神使气之法，实不易行，而其作用，又可以意会，而不可以言传。

大概初学之人，于此极感困难，待至习之即久，始能渐入化境，而可以运用自如，故初步但求其意能随神而达耳。此中妙理，余知之而不能言，是在学者之心领神会耳。能言，是在学者之心领神会耳。

第七段　叉手舒足吸清气

行上式毕，然后就坐于实地，两足徐徐向前伸展，足紧并，趾尖向上，足跟着力，支柱于地。两掌前置脐下，掌心向上，十指相握，两臂运用全力，将掌缓缓抬起，直至胸前，高与肩平。此时两肘后挫，十指用力夹住，向外作拉引状，然两手并不脱离。

然后乘势翻掌向下，转外绕至向上为止，即徐徐用力向上托去，高举过顶门，两臂举直时，两手即撒开，从两旁徐徐落下，仍直垂于前。

在两手上举时，即吸清气入腹；至下落时，则吐浊气于外。

如是一举一落，一吸一吐，是为一度。默数牢运共行二度为止。

按：此段乃纳清吐浊、统理内脏之法，故行时直舒双足，所以全身筋脉舒展。上举其臂，所以使胸廓张大，于纳气吐气，无所阻隔，可以流行通畅，而荡涤浊污。

十指交叉，盖亦取其于上托时，易于使力，俾上部之筋脉，作一定之舒缩，得调和之益。

此段行时，最忌急骤，务须缓缓起落。纳气时，宜从鼻吸入，为时宜略长，然亦不可过度。吐气时，宜从口出，至吐尽一口气为止。务宜轻缓，始可获益，否则亦颇足有损内脏，慎之，慎之。

第八段　扭腰曲颈神气全

式如第一段盘坐，然后两手置腹前，掌心向上，十指交叉，如第七段起势，惟不上提。即翻掌向前，两臂即用力托出，肘直为度。

更向左移转，委上身亦随之旋向左面。惟腰以下，不能动侧。待直对正左时，颈先向前曲，头向下俯，更拗颈后曲，头向后仰。

俯仰后，两臂即向右移转，上身亦即随之右旋，至直对正右时，颈前后曲，头俯仰如前。如是左右各一旋为一度，共行二十四度而功毕。

按：此段乃调和周身筋骨之法。上身左右移旋，使腰肾等部，受其感应，不至有迟顿之病。两手前托，固中盘之势，使上身旋转时，不致有俯仰倾侧之患。天柱、精门，虽上下悬殊，实则息息相关，连路一气，故行功于天柱，其效亦达于肾关。天柱即颈脊二骨衔接之处。曲颈俯仰，即所以行功于天柱也。至此而全功竟矣。（清·金倜庵《药功真传秘抄·丹房八段锦》）

第四节　古本易筋经十二势导引法

"古本易筋经十二势导引法"是中医导引学经典。其以《易经》为哲学基础，《素问》《灵枢》为理论指导，通过伸筋拔骨、吐故纳新、守中用和，达到强筋壮骨、固摄精气、濡养脏腑、涵养心性的效果。

2014年11月11日，中华人民共和国国务院公布了第四批国家级非物质文化遗产代表性项目名录，由上海传承导引医学研究所申报的"古本易筋经十二势导引法"被列选在传统医药中医诊疗法项目（IX-2），成为中国首个中医导引法的非物质文化遗产代表性项目。

2017年2月，由上海传承导引医学研究所、上海中医药大学、湖南中医药大学联合申报的中华中医药学会团体标准《古本易筋经十二势导引法技术规范》以全票通过评审。2018 年 3 月 23 日，中华中医药学会发布《古本易筋经十二势导引法技术规范（T/CACM1059-2018）》，并由中国中医药出版社出版发行。

"古本易筋经十二势导引法"是医学方法，针对人体十二经筋，以分筋疏导的方法进行导引，作为非物质文化遗产在长三角地区传承百年，其法安全有效，入门容易，理法至精至简，适宜于快节奏生活的人群。初习易筋经十二势导引法，即可感知"伸筋拔骨"和"舒筋活络"之功效，逐渐使筋归槽，骨对缝，恢复十二经筋之活力，达到导气令和、引体令柔的状态。当身囊彻底开启后，次习吐纳法，通过"吐故纳新"，排浊留清，可改善脏腑功能。易筋导引势借助于筋力，升降开合，在动中求静，长期习练可强筋壮骨。

"古本易筋经十二势导引法"除了能保持筋骨强壮、身体健康，还可以防治未病，亦可应用于慢病康复领域。慢病患者由于自身正气亏虚，由劳损或感受外邪而致气血不通，痰瘀内结，经脉闭阻影响脏腑而患病。"古本易筋经十二势导引法"特别强调通过对人体经筋的调摄，由经筋影响骨骼、经络、脏腑，从而逐渐恢复和提高人体的自组织能力和自康复能力。因此，导引是巩固疗效、缓减甚至消除不良症状，以及改善身心健康状态的重要手段，临床上已用于帕金森病、脊柱相关疾病、肺肿瘤、智力残障及慢性疲劳综合征等的治疗和康复干预，取得了较好的效果。

一、准备与热身

在练习"古本易筋经十二势导引法"前，应先排空大、小便，穿上宽松透气的衣服，然后在腰上扎一根腰带。腰部的带脉将身体一分为二，带脉以上为阳，带脉以下为阴。带脉约束着人体的经脉与阴阳，能使清气上升，浊气下降。清浊分离，人的气色就好，精力也会充沛。要注意的是腰带不可用松紧带，因为松紧带会随着腹部的收缩和鼓胀而变化，而腰带则是约束其鼓胀，是防止腹部壅塞的有效措施，同时也可以对腰肌和腰椎有保护作用。

"古本易经十二势导引法"每势起势时，均有咬牙、舌抵上腭、双目平视、调匀鼻息的要求。

咬牙：是练筋骨的开始。中医学认为，肾主骨，齿为骨之余。咬牙可固齿和集神。"养生十六宜"曰："齿宜常叩。"无论坐、卧、站、行，均可叩齿。记得曾有学员问及：已是满口假牙，还用得着咬牙吗？回答是肯定的，咬假牙亦可刺激牙床和咬筋，以防止咬筋松弛、牙床萎缩。

舌抵上腭：注意这里用的是"抵"，而不是"舐"。中医学认为，舌为心之苗。舌尖上抵则津液生。"养生十六宜"曰："舌宜常柱。"舌抵上腭可形成任脉与督脉的环流，道家称之为小周天。

双目平视："古本易筋经十二势导引法"要求睁眼练习。中医学认为，眼为神舍。睁眼有练神之功效。如果习练者神弱，在锻炼时不自觉地闭上眼睛，可稍事闭目养神，待恢复精神后再睁眼习练。

调匀鼻息：初习导引者，可采用鼻吸口呼，待呼吸调匀后再鼻吸鼻呼，"养生十六宜"曰："鼻息宜调匀。"调息宜刻意为之，久久自成习惯。

注意：年纪大的习练者，尤其是男性，如果发现自己的鼻毛长，可在理发时请理发师修剪短一些，因为鼻毛的功能之一是帮助收缩，而鼻毛太长也会影响通气。

以上是习练"古本易筋经十二势导引法"的准备功课，习练者不可不知。

二、预备势导引法

预备势导引法可疏导任、督二脉。督脉督一身之阳，导引督脉使阳气上升；任脉任一身之阴，导引任脉使阴气下降。

预备势导引法通过蜷曲和伸展，可让筋归槽、骨对缝，使习练者形正、气和、体柔。另外，预备势导引法可促进周身气血循行，使之达到末梢（手指、脚趾），起到热身活血的作用，故预备势又名热身法。

【分解演示】

动作要领（一）：松静站立。咬牙，舌抵上腭，双目平视，调匀鼻息（图4-52）。

屈膝下蹲，低头成团状（图4-53）。重心依次向前移动，重心还原；向后移动，重心还原；向左移动，重心还原；向右移动，重心还原。

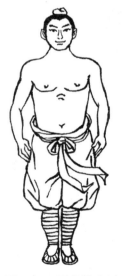
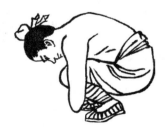

图4-52 预备势（1）　　　　　图4-53 预备势（2）

动作要领（二）：两手扶膝，膝盖挺直（图4-54）。十指交叉翻掌心向下，起身，上托（图4-55）。

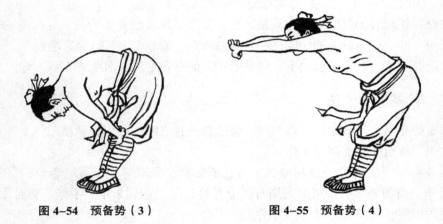

图 4-54　预备势（3）　　　　图 4-55　预备势（4）

动作要领（三）：两手抱后脑，抬头、挺胸、挺腹、挺小腹、挺腹股沟（图4-56）。身体还原同时吐气。

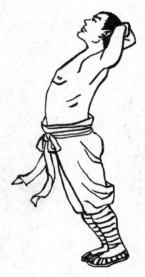

图 4-56　预备势（5）

动作要领（四）：十指交叉，上托（图4-57）。左右分开，至水平位握拳（图4-58）。

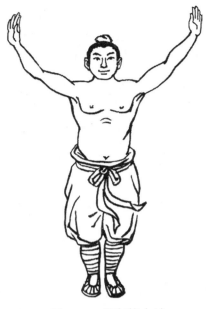

图 4-57 预备势（6）

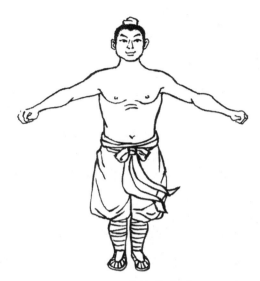

图 4-58 预备势（7）

动作要领（五）：下落时，依次放松肩、肘、腕、手指，恢复松静站立（图 4-59）。

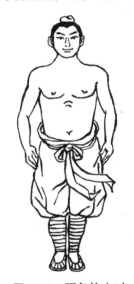

图 4-59 预备势（8）

【要点解析】

练习预备势目的，是为了放松全身筋骨，起热身的作用。导引动作有"松—紧—松"的交替，可通过紧张收缩、弯曲和轻微的反关节运动来达到伸筋拔骨的功效。

整个导引过程是下蹲时低头，将腰、背、颈部收紧，同时以呼气为主（初学者呼完可以换气，不要憋气）。向上伸展时注意两手十指交叉，翻掌上托，同时抬头、挺胸、挺腹、挺小腹、挺腹股沟，上伸时以吸气为主（初学者可以换气，不要憋气）。放松时向下导引，依次放松肩、肘、腕、手指和脊柱下肢各关节，垂手站立时体会"松、静"的感觉。

【导引时机】

1．清晨起床，在空气清新处导引预备势3次，可排浊纳清。

2．在做剧烈或对抗性运动前，导引预备势3次，可起热身之功效。

3．秋冬天气寒冷，无论是在学校、办公室还是在家中，导引预备势3次，可迅速活血暖身。

三、韦陀献杵第一势导引法

韦陀献杵第一势疏导手太阴经筋，与此相应的是手太阴肺经。

手太阴之筋（图4-60），起于手大指上，沿指上行，结于鱼际后，经寸口外侧，沿前臂结于肘中，向上经上臂内侧，进入腋部，出缺盆（锁骨上窝），结于肩髃部前方，再上结于缺盆，下行结于胸里，散布贯穿胃的上贲门部，再会合下行，到达季胁部。

手太阴肺经失调常表现为胸部满闷，咳嗽，气喘，锁骨上窝处疼痛，心胸烦满，小便频数，肩背、上肢前边外侧发冷、麻木酸痛等。

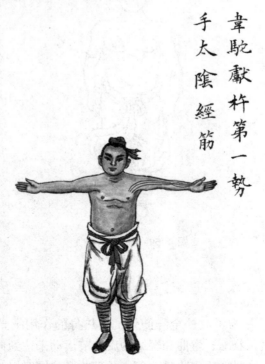

图4-60 韦陀献杵第一势手太阴经筋

【分解演示】

动作要领（一）：两脚开立，与肩同宽，自上而下放松（图 4-61）。

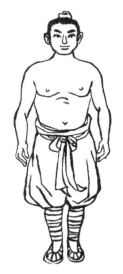

图 4-61　韦陀献杵第一势（1）

动作要领（二）：两手转掌心向前，在体前慢慢捧起，在胸前合掌（图 4-62，图 4-63）。

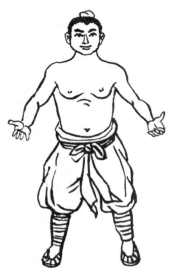

图 4-62　韦陀献杵第一势（2）

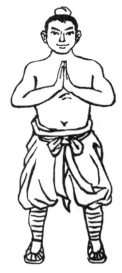

图 4-63　韦陀献杵第一势（3）

动作要领（三）：向前推出，左右打开（图 4-64，图 4-65）。

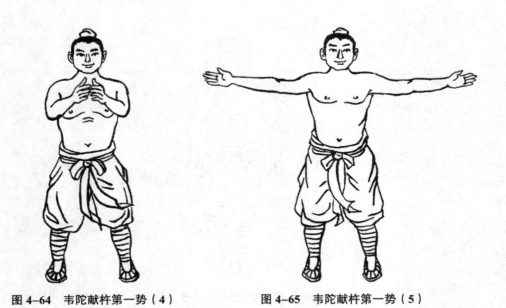

图 4-64　韦陀献杵第一势（4）　　　　图 4-65　韦陀献杵第一势（5）

动作要领（四）：转掌心向下，握拳（图 4-66），依次放松肩、肘、腕、手指（图 4-67）。重复 7 次后，恢复松静站立（图 4-68）。

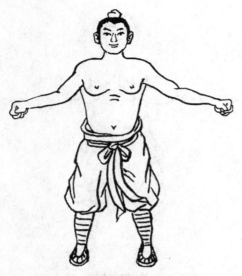

图 4-66　韦陀献杵第一势（6）

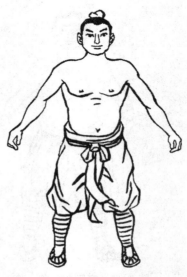

图 4-67　韦陀献杵第一势（7）

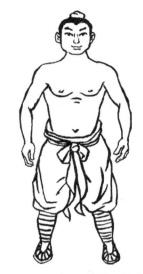

图 4-68　韦陀献杵第一势（8）

【要点解析】

1. 韦陀献杵势导引法是模仿正教护法神韦陀的导引势。其要领一曰中正，一曰平和。中正者，形正而心无外驰；平和者，专心调息勿使气滞。

2. 此势导引法动作精简、呼吸平和，容易使习练者感受"动中求静"。初学者可多加习练。

3. 韦陀献杵第一势疏导手太阴经筋，与此经筋相应的是手太阴肺经。肺朝百脉，主气、主治节。中医导引学非常重视对肺经的调摄。

4. 导引此势对胸部满闷，气喘，心胸烦满，肩背、上肢麻木酸痛，两手支撑不能用劲，拘紧掣痛，胁肋拘急等有缓急之功效。

四、韦陀献杵第二势导引法

韦陀献杵第二势疏导手少阳经筋，与此相应的是手少阳三焦经。

手少阳经筋（图 4-69），起于无名指端，结于腕背，沿臂上行后结于肘尖部位，又经上臂外侧上肩、颈，与手太阳的经筋相合；其分支从下颌角部进入，沿耳前，属目外眦，上过额，结于头角。

手少阳三焦经失调常表现为胃脘痛，腹胀，呕恶，嗳气，食不下，黄疸，小便不利，烦心，心痛，失眠，股膝内肿，足大趾不用等。

韋馱獻杵第二勢
手少陽經筋

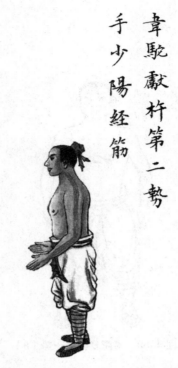

图 4-69　韦陀献杵第二势手太阳经筋

【分解演示】

动作要领（一）：两脚开立，略宽于肩，屈膝下蹲成大马步（图 4-70，图 4-71）。

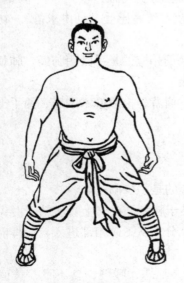
图 4-70　韦陀献杵第二势（1）

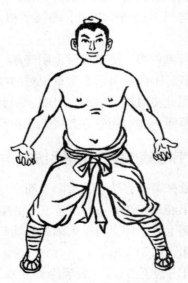
图 4-71　韦陀献杵第二势（2）

动作要领（二）：两手在体前捧起，在胸前翻掌，用劲慢慢上托（图 4-72，图 4-73）。

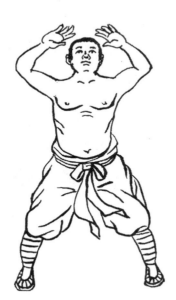 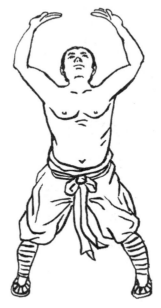

图 4-72 韦陀献杵第二势（3）　　　　　　图 4-73 韦陀献杵第二势（4）

动作要领（三）：左右打开，至水平位握拳，（图 4-74，图 4-75，图 4-76），依次放松肩、肘、腕、手指的同时慢慢起身（图 4-77）。

重复导引 7 次后，恢复松静站立。

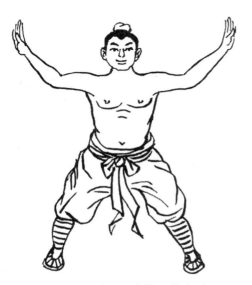 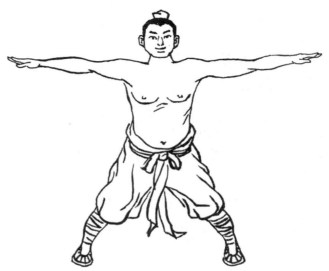

图 4-74 韦陀献杵第二势（5）　　　　　　图 4-75 韦陀献杵第二势（6）

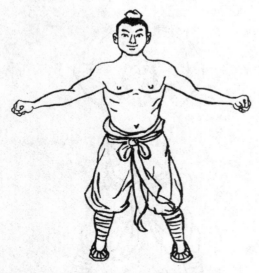

图 4-76　韦陀献杵第二势（7）

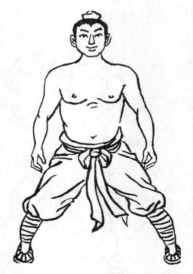

图 4-77　韦陀献杵第二势（8）

【要点解析】

1. 杵是韦陀所用降服病魔、心魔的法器，传统医药炮制中也会用到药杵。

2. 杵的特点是重，所以在两手翻掌上托时，要徐徐向上用劲，感受三焦区域的开合。中医导引诀曰"两手托天理三焦"，即是谓此。

3. 经云：上焦如雾，中焦如沤，下焦如渎。经常导引此势可提高上、中、下三焦的气化功能，也可及时消除疲劳，破散脏腑之积聚，防病于未然。

五、摘星换斗势导引法

摘星换斗势疏导手少阴经筋，与此相应的是手少阴心经。

手少阴经筋（图 4-78），起于手小指内侧，结于腕后，向上结于肘内侧，上入腋内，交手太阴经筋，伏行于乳里，结于胸中，沿膈向下，联系于脐部。

手少阴心经失调常表现为咽干，渴而欲饮，胁痛，手臂内侧疼痛，掌中热痛，心痛，心悸，失眠，神志失常等。

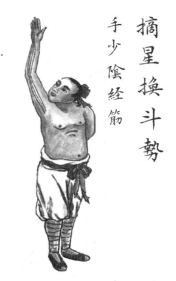

图 4-78 摘星换斗势手少阴经筋

【分解演示】

动作要领（一）：屈膝下蹲成大马步，身体保持正直（图 4-79）。
两手在体前捧起（图 4-80）。

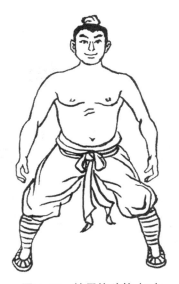

图 4-79 摘星换斗势（1）

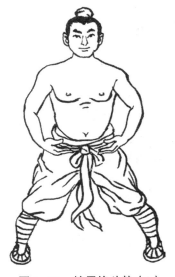

图 4-80 摘星换斗势（2）

动作要领（二）：右手在上，左手在下，两手同时转掌心向下（图 4-81）。

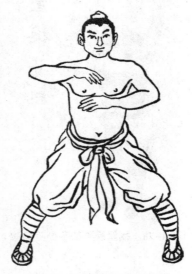

图 4-81　摘星换斗势（3）

动作要领（三）：右手上顶，左手下探，眼睛看上掌（图 4-82，图 4-83，图 4-84）。

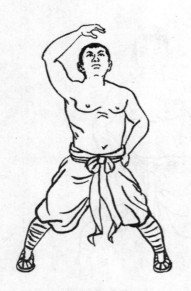

图 4-82　摘星换斗势（4）

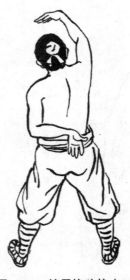

图 4-83　摘星换斗势（5）

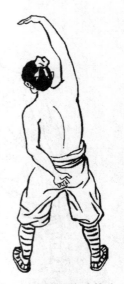

图 4-84　摘星换斗势（6）

动作要领（四）： 两手同时外旋、摘星，成右摘星势（图 4-85，图 4-86）。

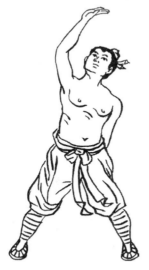

图 4-85　摘星换斗势（7）

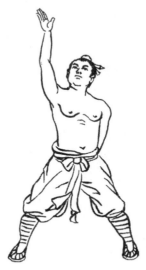

图 4-86　摘星换斗势（8）

动作要领（五）： 两手握拳，向下导引，至胸前交叉换手（图 4-87，图 4-88）。

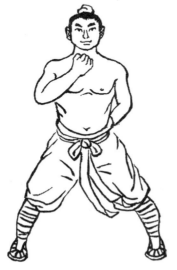

图 4-87　摘星换斗势（9）

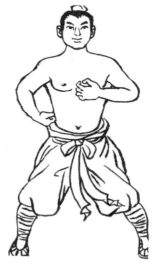

图 4-88　摘星换斗势（10）

动作要领（六）：左手上顶，右手下探（图 4-89），两手同时外旋、摘星，成左摘星势（图 4-90）。

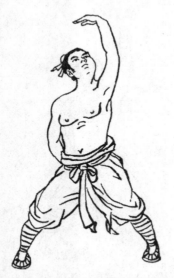

图 4-89　摘星换斗势（11）

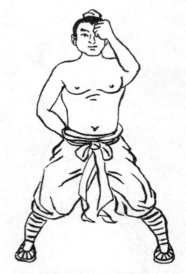

图 4-90　摘星换斗势（12）

动作要领（七）：左势与右势合为一次，做 7 次后，两手握拳收于肋间（图 4-91）。

依次放松肩、肘、腕、手指。

恢复松静站立。

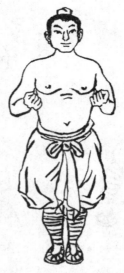

图 4-91　摘星换斗势（13）

【要点解析】

1.摘星换斗势导引法疏导手少阴心经。中医学认为，心主神明。心失所养则心神不宁，容易导致心悸、失眠等症。心神散乱易扰，则无法专注。故导引此势有专注凝神之效。

2.对于长期伏案的脑力工作者而言，导引此势可舒展筋骨，缓解颈椎、肩、肘、腕、指关节的疲劳，远离慢性疲劳综合征。

3.长期坚持可消心下之积病，亦可散腹腔之聚病，对痔病亦有效果。

六、出爪亮翅势导引法

出爪亮翅势是鸟类的仿生导引法，脱胎于经典的导引势"鸟申"。

出爪亮翅势疏导手阳明经筋，与此相应的是手阳明大肠经。中医学认为，大肠与肺相表里。

手阳明经筋（图4-92，）起于大拇指、食指，上行至头面。

手阳明大肠经失调主要反应在头、面、耳、鼻、喉及热病，如口干、鼻塞、齿痛、颈肿、喉痹、面痒、面瘫、眼珠发黄和肩前、臂、食指痛等。大肠经失调还会引致与大肠功能有关的病症，如腹痛、肠鸣、泄泻、便秘、痢疾等。

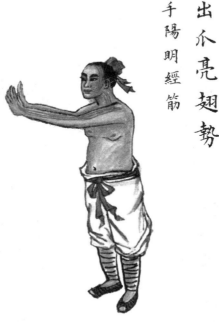

图4-92　出爪亮翅势手阳明经筋

【分解演示】

　　动作要领（一）：两脚并拢，自上而下放松（图4-93）。

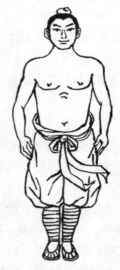

图4-93　出爪亮翅势（1）

　　动作要领（二）：两手握拳、提起，置于两肋（图4-94，图4-95），同时咬牙、舌抵。

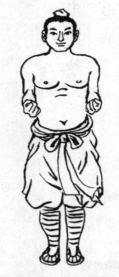 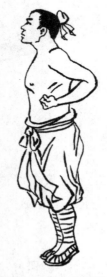

图4-94　出爪亮翅势（2）　　　　图4-95　出爪亮翅势（3）

动作要领（三）：抬头、挺胸、收腹。脚跟提起，人体重心移至脚掌。同时两手呈爪状，向前上方探出（出爪）（图 4-96，图 4-97）。

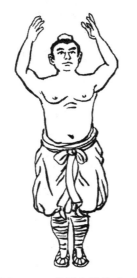

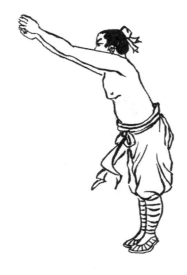

图 4-96　出爪亮翅势（4）　　　　　图 4-97　出爪亮翅势（5）

动作要领（四）：两臂外展，向后方画圆弧（亮翅）（图 4-98）。两臂从体后侧慢慢收回，握拳于肋下（图 4-99，图 4-100）。

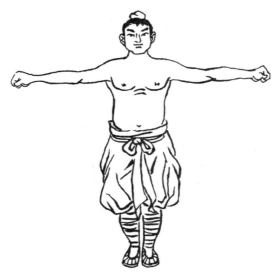

图 4-98　出爪亮翅势（6）

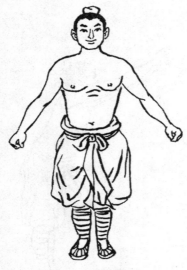
图4-99 出爪亮翅势（7）

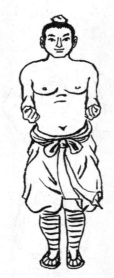
图4-100 出爪亮翅势（8）

动作要领（五）：依次放松肩、肘、腕、手指（图4-101）。重复7次后，恢复松静站立。

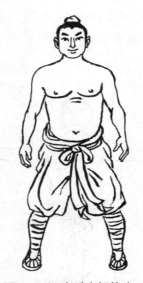
图4-101 出爪亮翅势（9）

【要点解析】

1. 出爪亮翅势导引法是模仿鸟类形态的仿生导引法。《庄子·刻意》曰："吹呴呼吸，吐故纳新，熊经鸟申，为寿而已矣。此导引之士，养形之人，彭祖寿考者之所好也。"

2. 出爪亮翅势导引法，通过咬牙、舌抵、抬头、挺胸、收腹、提肛助阳气上升，可聚精、养气、凝神。长期坚持可身轻如燕。

3. 导引此势对口干、鼻塞、齿痛、腹痛、肠鸣、泄泻、便秘等症有调理作用。

七、倒拽九牛尾势导引法

倒拽九牛尾势疏导足阳明经筋，与此经筋相应的是足阳明胃经。

足阳明经筋（图 4-102），起始于足次趾、中趾及无名趾，结于足背；斜向外行加附于腓骨，上结于膝外侧，直行上结于大转子部，再向上沿胁部联系脊柱。其直行者，上沿胫骨，结于膝部；分支之筋结于腓骨部，合于足少阳经筋。直行者沿伏兔上行，结于大腿部而聚会于阴器，再向上分布于腹部，至缺盆处结集，再向上至颈，夹口旁，会合于鼻旁颧部，向下结于鼻部，从鼻旁合于足太阳经筋。太阳经筋成为"目上纲"（上睑），阳明经筋成为"目下纲"（下睑）。另一支，从面颊结于耳前部。

足阳明胃经失调常表现为肠鸣腹胀，腹痛，胃痛，腹水，呕吐或消谷善饥，口渴，咽喉肿痛，鼻衄，胸部及膝髌等本经循行部位疼痛，热病，发狂等。

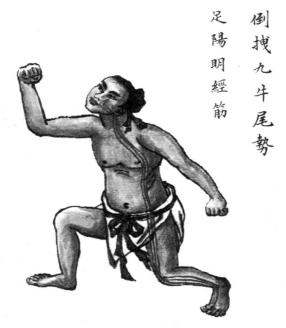

图 4-102　倒拽九牛尾势足阳明经筋

【分解演示】

动作要领（一）：右脚向右方跨一大步，屈膝下蹲呈马步（图 4-103）。

两掌心相对在小腹部呈拧物状，右手在下，左手在上（图 4-104）。

两手握拳，左右用劲分开，同时右转成弓步，后腿绷直（图 4-105）。

右手攒拳，目注拳眼，成右倒拽牛尾势（图 4-106）。

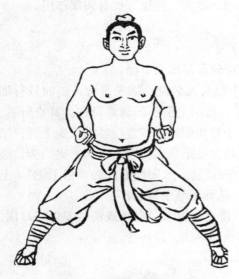

图 4-103　倒拽九牛尾势（1）

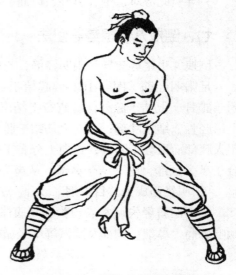

图 4-104　倒拽九牛尾势（2）

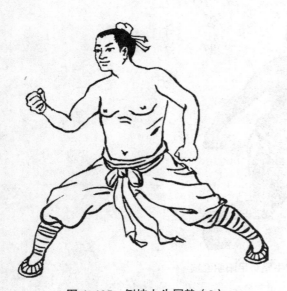

图 4-105　倒拽九牛尾势（3）

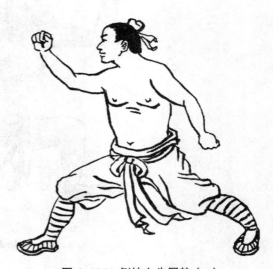

图 4-106　倒拽九牛尾势（4）

动作要领（二）：转身，还原成大马步。

两掌心相对在小腹部呈拧物状，左手在下，右手在上（图 4-107）。

两手握拳，左右用劲分开。同时左转成弓步，后腿绷直（图 4-108）。

左手攒拳，目注拳眼，成左倒拽牛尾势（图 4-109）。

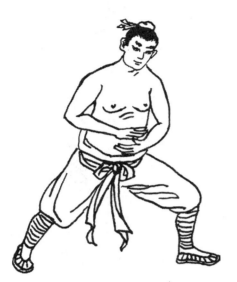

图 4-107 倒拽九牛尾势（5）

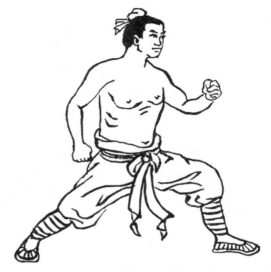

图 4-108 倒拽九牛尾势（6）

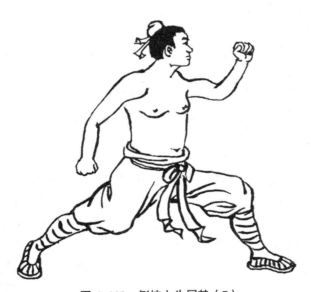

图 4-109 倒拽九牛尾势（7）

动作要领（三）：左势与右势合为一次，导引 7 次后还原成大马步，两手握拳收于肋下（图 4-110）。

起身的同时依次放松肩、肘、腕、手指，恢复松静站立（图4–111）。

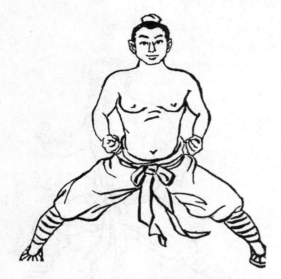

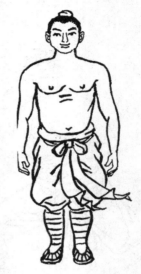

图4–110　倒拽九牛尾势（8）　　　　图4–111　倒拽九牛尾势（9）

【要点解析】

1. 倒拽九牛尾势疏导足阳明经筋，该筋起于足中三趾，结于膝。医经云：膝为筋之府。易筋经十二势导引法所用的是劲而不是力，劲来源于筋，故亦名"筋劲"。

2. 经常导引此势可运用筋劲，使气与劲相合，消除有气无力的生理现象，同时还能提高胃的功能。

3. 中医学认为，胃与脾相表里。脾胃是后天之本，至为重要。如能在餐前、餐后适时导引倒拽九牛尾势和收势导引法，有助于调理养护脾胃，防止胃肠道疾病的产生。

八、九鬼拔马刀势导引法

九鬼拔马刀势疏导足太阳经筋，与此相应的是足太阳膀胱经。

足太阳经筋（图4–112），起始于足小趾，上结于外踝，斜上结于膝部；在足背外侧循行的一支结于足跟，向上沿跟腱结于腘部；从外踝分出的一支结于小腿肚（腨内），上向腘内侧，与腘部一支并行上结于臀部；向上夹脊旁，上后项；其有一分支入结于舌根；其直行者结于枕骨，上向头项，由头的前方下行到颜面，结于鼻部。其鼻部的分支形成"目上纲"，下边结于鼻旁。背部的分支从腋后外侧结于肩髃部位；另有一支进入腋下，向上出缺盆，上方结于完骨（耳后乳突）；再有分支从缺盆出来，斜上结于鼻旁部。

足太阳膀胱经失调常表现为头项疼痛，眼痛多泪，鼻塞流涕，背腰及大腿后侧疼痛，足小趾不能运用，小便淋沥、短赤，尿失禁等。

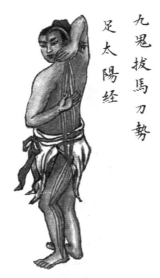

图 4-112　九鬼拔马刀势足太阳经筋

【分解演示】

动作要领（一）：两脚并拢，自上而下放松，舌抵上腭，两目平视（图 4-113）。
两臂从体侧慢慢抬起，掌心向上与肩平（图 4-114）。

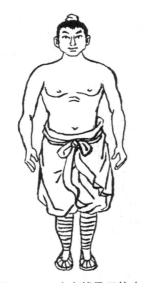

图 4-113　九鬼拔马刀势（1）

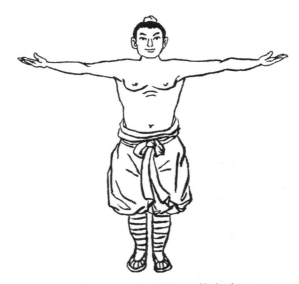

图 4-114　九鬼拔马刀势（2）

动作要领（二）：右手臂上举，夹抱头部（图 4-115）。
左掌大拇指向上抵住后心（图 4-116，图 4-117）。

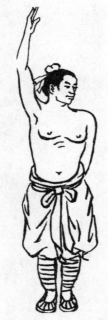
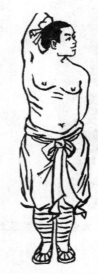
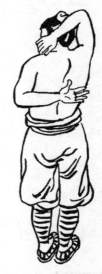

图 4–115　九鬼拔马刀势（3）　　图 4–116　九鬼拔马刀势（4）　　图 4–117　九鬼拔马刀势（5）

动作要领（三）：手指带住嘴角，左掌大拇指抵住后心，同时向左转 180 度（图 4–118）。慢慢恢复至正身位，两手侧平举，掌心向上（图 4–119）。

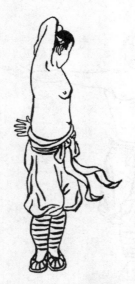
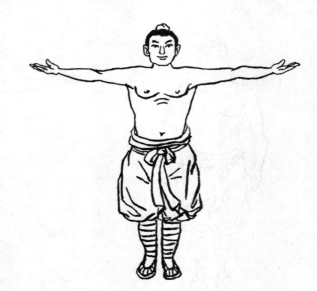

图 4–118　九鬼拔马刀势（6）　　　　　　图 4–119　九鬼拔马刀势（7）

动作要领（四）：左手臂上举，夹抱头部（图 4–120）。

右掌大拇指向上抵住后心，手指带住嘴角，同时向右转 180 度（图 4–121，图 4–122）。

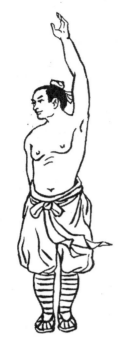 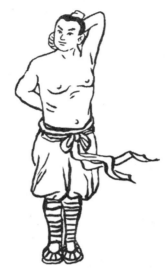 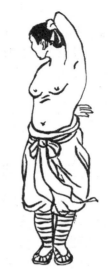

图 4-120　九鬼拔马刀势（8）　　图 4-121　九鬼拔马刀势（9）　　图 4-122　九鬼拔马刀势（10）

动作要领（五）： 左势与右势合为一次，做 7 次后，还原成正身位。

两手侧平举，转掌心向下，握拳（图 4-123）。

依次放松肩、肘、腕、手指，恢复松静站立（图 4-124）。

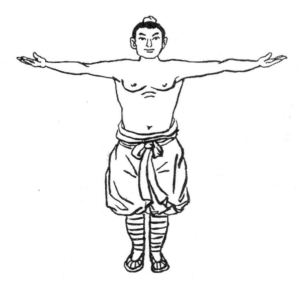 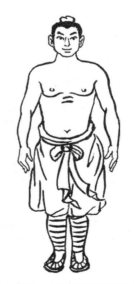

图 4-123　九鬼拔马刀势（11）　　　　图 4-124　九鬼拔马刀势（12）

【要点解析】

1. 九鬼拔马刀势导引法释名："九"是指上，即头及躯干上部，"鬼"即阴，指看不见、碰不到的部位。上部平时不容易锻炼到的耳后、腋下等处，通过模仿骑兵拔马刀的形态，可使这些部位在阴、阳之间交替，继而得到锻炼、濡养。

2. 导引此势对下焦气化功能弱，以及下肢关节不灵活、胁部作痛、颈椎痛等有缓解作用。

3. 长期坚持练习此势对小脚趾痛、脚后跟肿痛、颈项筋急、臂不能上举等有调理功效。

九、三盘落地势导引法

三盘落地势疏导手厥阴经筋，与此相应的是手厥阴心包经。

手厥阴经筋（图4-125），起始于中指，与手太阴经筋并行，结于肘部内侧，上经上臂的内侧，结于腋下；其分支进入腋内，散布于胸中，结于膈部。

手厥阴心包经失调常表现为手心热，肘臂屈伸困难，腋下肿，胸胁胀闷，心痛，心烦，面红，目黄，喜笑无常等。

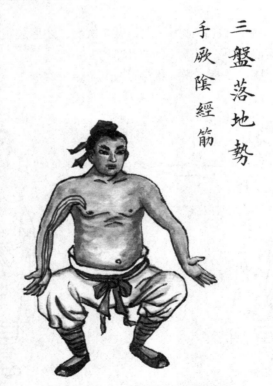

图4-125　三盘落地势手厥阴经筋

【**分解演示**】

动作要领（一）：两脚并拢，自上而下放松，舌抵上腭，双目平视（图4-126）。右脚向右跨一大步，屈膝下蹲成大马步。两手握拳提至肋下（图4-127）。

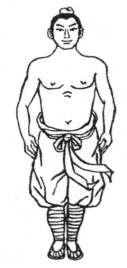

图4-126 三盘落地势（1）

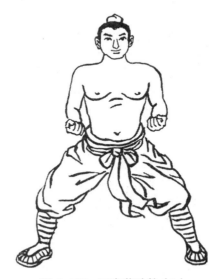

图4-127 三盘落地势（2）

动作要领（二）：两手由拳变掌，透过指尖以暗劲下插（图4-128）。

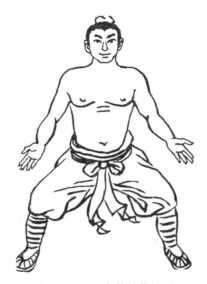

图4-128 三盘落地势（3）

动作要领（三）：两掌心以掌根用劲，向前慢慢推出，至水平位（图 4-129）。

两掌向内收于腋下，转掌下压至腰间，两掌虎口相对，旋腕、握拳（图 4-130，图 4-131，图 4-132）。

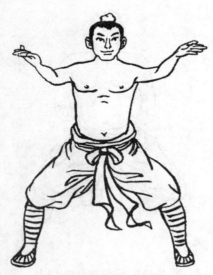

图 4-129　三盘落地势（4）

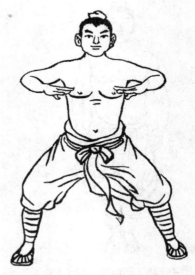

图 4-130　三盘落地势（5）

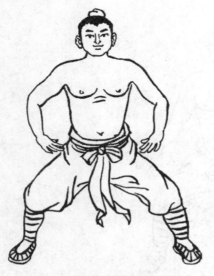

图 4-131　三盘落地势（6）

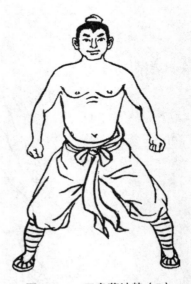

图 4-132　三盘落地势（7）

动作要领（四）：两手握拳上提至肋下（图 4-133），慢慢放下，依次放松肩、肘、腕、手指，同时起身（图 4-134）。重复 7 次为一组，做 7 组。

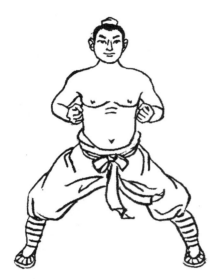
图 4-133 三盘落地势（8）

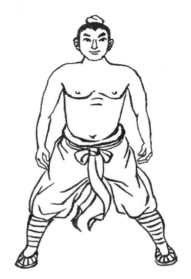
图 4-134 三盘落地势（9）

【要点解析】

1. 三盘落地势导引法是起势、下插、前推、内收、转掌下压、旋腕握拳、提起、收势八段小导引集合而成，其主要作用是锻炼筋劲，提高免疫力。

2. 心包经与三焦经相表里。此二经虽有名而无实形，但确实有其功能所在。经常导引此势可缓解胸闷、胀痛等症状，对心胸乃至整个胸腹部都有保护作用。

十、青龙探爪势导引法

青龙探爪势疏导足少阳经筋，与此经筋相应的是足少阳胆经。

足少阳经筋（图 4-135），起于第四趾，上结于外踝，再向上沿胫外侧结于膝外侧。其分支另起于腓骨部，上走大腿外侧，前边结于伏兔（股四头肌部），后边结于骶部；其直行者经侧腹季胁，上走于腋前方，联系于胸侧和乳部，结于缺盆；其直行者上出腋部，通过缺盆，走向太阳经的前方，沿耳后上绕到额角，交会于头顶，向下走向下颌，上方结于鼻旁，分支结于外眦成"外维"。

足少阳胆经失调常表现为寒热、口苦、胁痛、偏头痛、外眼角痛，颈及锁骨上窝肿痛，腋下淋巴结肿大，股、膝、小腿外侧疼痛及第四足趾运动障碍。

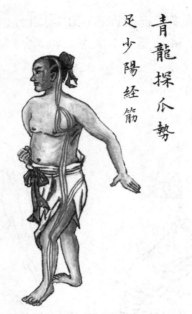

图 4-135　青龙探爪势足少阳经筋

【分解演示】

动作要领（一）：两脚并拢，自上而下放松，舌抵上腭，双目平视（图 4-136）。

两手握拳提起，置于肋下（图 4-137）。

右手成爪状，向左上方探出（图 4-138）。

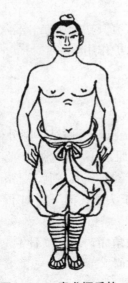

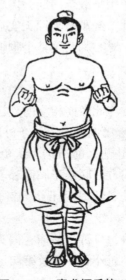

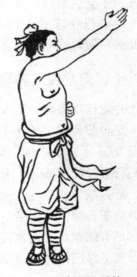

图 4-136　青龙探爪势 (1)　　　　图 4-137　青龙探爪势 (2)　　　　图 4-138　青龙探爪势 (3)

动作要领（二）：右手从上垂直下落至左脚踝外侧（图 4-139）。

翻掌下压，以腰带动手臂，从左向右转 180 度（图 4-140），至左脚踝外侧时旋腕、握拳（图 4-141）。

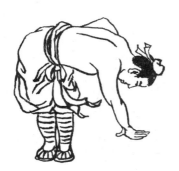
图 4-139 青龙探爪势 (4)

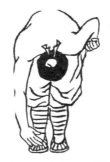
图 4-140 青龙探爪势 (5)

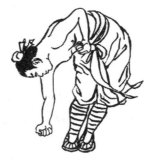
图 4-141 青龙探爪势 (6)

动作要领（三）：右手握拳上提至肋下（图 4-142，图 4-143）。

左手成爪状，向右上方探出（图 4-144）。

左势与右势动作相同，唯方向相反（图 4-145）。

左、右势合为一次，做 7 次后，两手握拳收置于肋下（图 4-146）。

依次放松肩、肘、腕、手指，恢复松静站立。

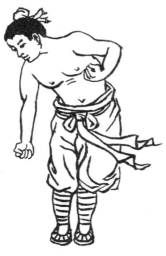
图 4-142 青龙探爪势 (7)

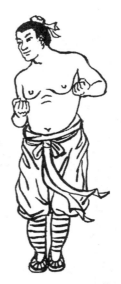
图 4-143 青龙探爪势 (8)

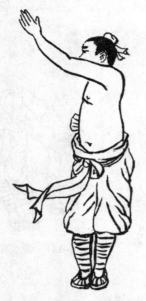

图 4-144　青龙探爪势 (9)

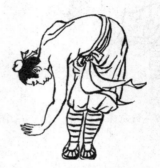

图 4-145　青龙探爪势 (10)

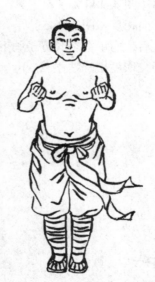

图 4-146　青龙探爪势 (11)`

【要点解析】

1. 青龙探爪势是模仿"龙探爪"的仿生导引法，其动作要求舒展、平缓。手要从头面处慢慢向下导引，牵动肩胛后垂直向下至脚踝外侧，再旋体 180 度后上引。导引此势对腰腿、肩背、颈项拘紧都有缓解功能，也有利于全身的气血运行。

2. 中医学认为，肝与胆相表里。导引此势有舒肝利胆的功效，若能配合卧虎扑食势则效果更佳。长期坚持导引此势对焦虑、抑郁等症状有调节作用。

十一、卧虎扑食势导引法

卧虎扑食势是模仿老虎的仿生导引法，与之相近的是东汉末年华佗所创五禽戏中的"虎戏"。

卧虎扑食势疏导足厥阴经筋，与此相应的是足厥阴肝经。中医学认为春季养肝，肝经的疏导尤为重要。

足厥阴经筋（图 4-147），起于足大趾之上，上结于内踝之前，上循胫，结内辅骨之下，上循阴股，结于阴器，络诸筋。

足厥阴肝经的常见病候有遗尿，小便不利，疝气及妇科等证。若其脉受邪，经气不利，则胸胁胀满，少腹疼痛。其脉上行者循喉咙，连目系，经气不利则颠顶痛，咽干，眩晕。又因肝主疏泄，肝气郁结则情志抑郁，肝火旺则易怒。

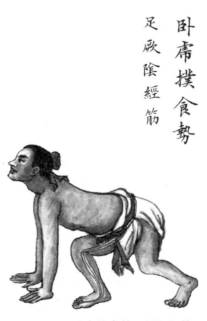

图 4-147 卧虎扑食势足厥阴经筋

【分解演示】

动作要领（一）：松静站立，咬牙，舌抵上腭，双目平视，调匀鼻息（图 4-148）。

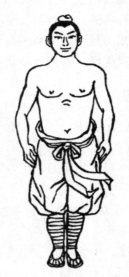

图 4-148　卧虎扑食势（1）

　　动作要领（二）：右脚向前跨一大步，两手成虎爪状，向前扑出（图 4-149，图 4-150）。

　　两手十指拄地，重心前移至手指和脚趾，肩背平直，抬头，张口，怒目（图 4-151）。

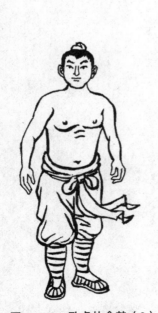
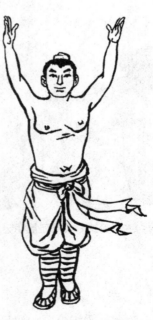
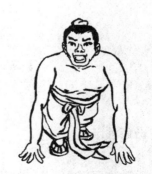

图 4-149　卧虎扑食势（2）　　　　图 4-150　卧虎扑食势（3）　　　　图 4-151　卧虎扑食势（4）

动作要领（三）：重心前后移动，向后吸气蓄力、向前吐气开声，虎啸 7 次（图 4-152）。

此即卧虎扑食右势。

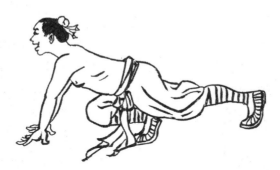

图 4-152　卧虎扑食势（5）

动作要领（四）：右脚收回，慢慢起身，两手掌心相对向上导引（图 4-153）。

两撑举过头顶后，握拳，慢慢向下导引至肋间（图 4-154，图 4-155）。

依次放松肩、肘、腕、手指，恢复松静站立（图 4-156）。

左势与右势相同，唯动作相反，左右各 7 次为一组。

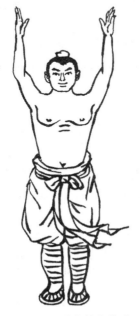

图 4-153　卧虎扑食势（6）

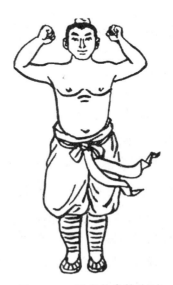

图 4-154　卧虎扑食势（7）

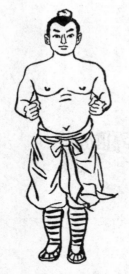 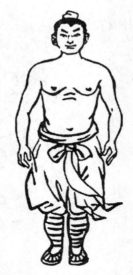

图 4-155　卧虎扑食势（8）　　　　　图 4-156　卧虎扑食势（9）

【要点解析】

1. 卧虎扑食势导引法由两部分要点需要掌握。① 头面部导引：通过龇牙咧嘴，活化面部神经。② 躯干部导引：抬头，肩背平直，以脚趾为动力，向前导引成扑食势，通过虎吼，平和肝气。

2. 中医学认为肝主筋，人体最大的筋是宗筋（生殖器）。《素问·痿论》认为"入房太甚，宗筋弛纵"。坚持导引卧虎扑食，对房事过多导致的性功能减退有调摄作用。

【导引时机】

1. 每天早晨、下午导引卧虎扑食势 7 次，对虚火上炎有调理作用。

2. 当焦虑、烦躁时，可导引卧虎扑食势 7 次，有平和肝气、纾解肝郁之效。

3. 中老年人长期坚持导引卧虎扑食势，可活化面部神经，有效防止面具脸。

小贴士：卧虎扑食势老年人锻炼法

老年人在锻炼此势时，如存在下腰困难，可采取以下方法进行锻炼。

动作要领：成弓步、两手扶膝，重心移至前腿（图 4-157，图 4-158）。

抬头、张口、怒目，呈卧虎扑食势。

重心前后移动 7 次。

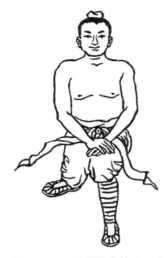

图 4-157　卧虎扑食势（10）

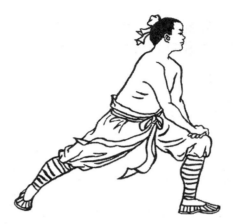

图 4-158　卧虎扑食势（11）

十二、打躬势导引法

打躬势疏导足少阴经筋，与此经筋相应的是足少阴肾经。

足少阴经筋（图 4-159），起于足小趾下，入足心部，同足太阴经筋斜走内踝下方，结于足跟，与足太阳经筋会合，向上结于胫骨内侧髁下，同足太阴经筋一起向上行，沿大腿内侧，结于阴部，并沿膂（脊旁肌肉）里夹脊，上后项结于枕骨，与足太阳经筋会合。

足少阴肾经失调常表现为目昏，心跳快，口热舌干，咽肿，喉间干痛，心烦，黄疸，痢疾，脊股内侧后缘痛、痿废不振，厥冷，嗜睡及生育方面问题等。

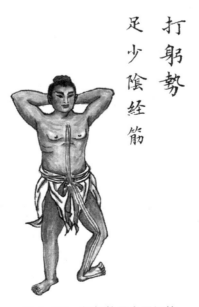

图 4-159　打躬势足少阴经筋

【分解演示】

动作要领（一）：松静站立，咬牙，舌抵上腭，双目平视，调匀鼻息。
两手在小腹前十指交叉，翻掌心向下（图4-160）。

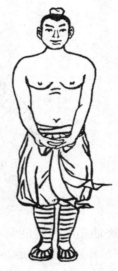

图 4-160　打躬势（1）

动作要领（二）：两臂上抬，上举过头顶（图4-161）。
两手十指交叉抱于后脑（图4-162）。

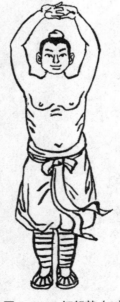

图 4-161　打躬势（2）

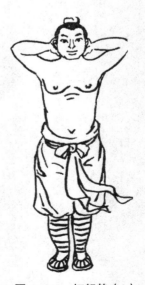

图 4-162　打躬势（3）

动作要领（三）：两臂以内关掩住双耳（图4-163），躬身下探，尾闾上抬（图4-164）。

起身时头先抬起，以头带动肩、背、腰，慢慢起身（图4-165，图4-166），同时两臂逐渐打开。

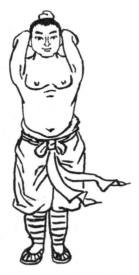

图4-163 打躬势（4）

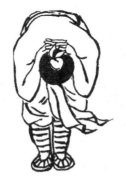

图4-164 打躬势（5）

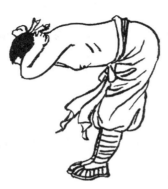

图4-165 打躬势（6）

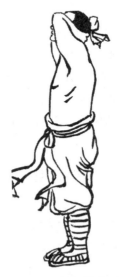

图4-166 打躬势（7）

动作要领（四）：重复导引 7 次后，十指交叉上托（图 4-167）。

左右打开与肩平，握拳（图 4-168）。

依次放松肩、肘、腕、手指，恢复松静站立（图 4-169）。

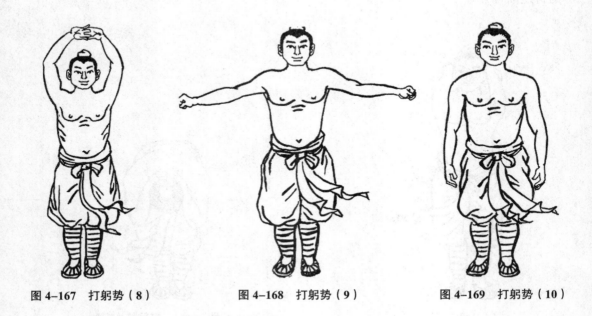

图 4-167　打躬势（8）　　　　图 4-168　打躬势（9）　　　　图 4-169　打躬势（10）

【要点解析】

1. 肾与膀胱相表里。中医药学认为，肾开窍于耳。导引此势时，需用两手内关掩紧两耳使之"闭"，并向下打躬，起身时再逐渐放松使之"开"。

2. 形体的开合在于打躬和起身。躬身下探时保持肩背平直，起身后抬头、挺胸、挺腹，确保身体的舒展，以疏导肾经。

3. 中医养生学认为，冬季需养肾。经常导引此势有固肾壮腰、防止耳鸣、提高听觉的功效。

十三、掉尾势导引法

掉尾势，古谱亦作工尾势。掉者，摆动也。

掉尾势疏导手太阳经筋，与此相应的是手太阳小肠经。中医学认为，小肠受盛胃中之水谷，主转输清浊，与心相表里。

手太阳经筋（图 4-170），起于小指上，结于耳后完骨。

受太阳经失调常表现为耳聋，目黄，咽喉肿痛，颈项转侧不利，少腹胀痛，尿频，泄泻或便秘。

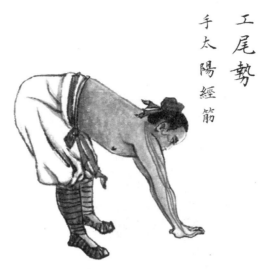

工尾勢
手太陽經筋

图 4-170 工尾势手太阳经筋

【分解演示】

动作要领（一）：松静站立。咬牙，舌抵上腭，双目平视，调匀鼻息。
两手在小腹前十指交叉，翻掌心向下，下颌内扣，百会上顶（图 4-171）。
两臂上举过头顶，抬头，眼睛看上掌（图 4-172）。

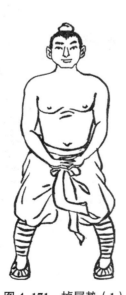

图 4-171 掉尾势（1）

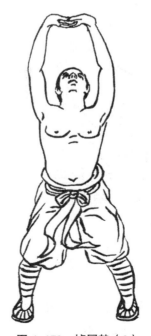

图 4-172 掉尾势（2）

动作要领（二）：两手保持十指交叉，慢慢下腰，下腰时保持头部昂起（图4-173）。

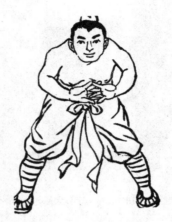

图 4-173　掉尾势（3）

动作要领（三）：两手叉掌拄地，保持抬头，目视前方（约一米处）（图4-174）。重心前移至脚掌。脚跟提起、顿地21次，感受尾椎的震动（图4-175）。

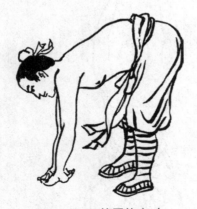

图 4-174　掉尾势（4）

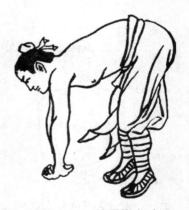

图 4-175　掉尾势（5）

动作要领（四）：顿地完毕，以手推地慢慢起身（图4-176）。
两手交叉上举过头顶（图4-177）。

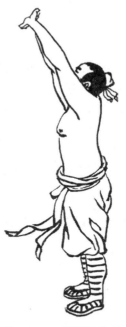

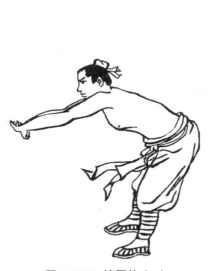
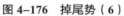

图 4-176　掉尾势（6）　　　　　　　图 4-177　掉尾势（7）

动作要领（五）：两手从体侧分开与肩平，握拳（图 4-178）。

依次放松肩、肘、腕、手指，恢复松静站立（图 4-179）。

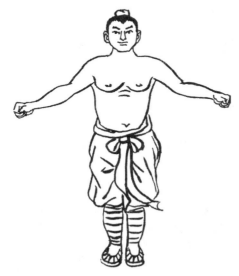
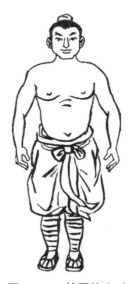

图 4-178　掉尾势（8）　　　　　　　图 4-179　掉尾势（9）

【要点解析】

1. 掉尾势导引法，通过双手交叉拄地，尾椎至颈椎倒挂的形态，使气血更易于沿督脉上行，而脚跟顿地则加速了这一升阳的过程。

2. 掉尾势导引法摆动的是尾椎而非臀部，且其幅度宜小而柔，不宜大而猛。

3. 掉尾势导引法需要一定的强度来保证，故要求顿地 21 次。

4. 行掉尾势导引法时应始终保持抬头姿态，避免气血上涌。

5. 长期坚持导引此势对耳痛，颈椎、肩关节酸痛，少腹胀痛，尿频，便秘等症有调理作用。

小贴士：掉尾势老年人锻炼法

老年人在锻炼掉尾势时，如存在下腰困难，可以此法进行锻炼。

动作要领：两手十指交叉，下腰置于矮凳或矮几上，保持抬头，目视前方（图 4–180，图 4–181 ）。

重心前移至脚掌，脚跟提起、顿地（图 4–182 ），21 次后以手推凳慢慢起身。

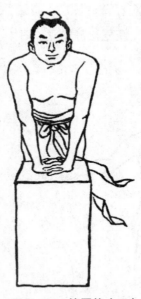

图 4–180　掉尾势（10 ）

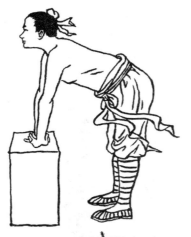

图 4-181　掉尾势（11）

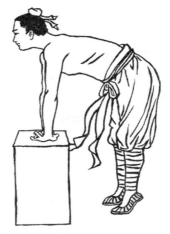

图 4-182　掉尾势（12）

十四、收势导引法

收势疏导足太阴经筋，与此相应的是足太阴脾经。

足太阴经筋（图 4-183），起于足大趾内侧端，上行结于内踝，直行向上结于膝内辅骨，沿股内侧上行结于髀部，会聚于阴器，再上行至腹部，结聚于脐，沿腹内上行结于肋骨，散布到胸中，其行于内的经筋则附于脊旁。

中医学认为，脾主运化，为后天之本。足太阴脾经失调常表现为腹胀，便溏，胃脘痛，嗳气，身重无力，下肢内侧肿胀等。

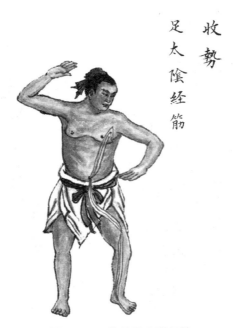

图 4-183　收势足太阴经筋

【分解演示】

动作要领（一）：松静站立，自上而下放松（图 4-184）。
两手在体前捧起，在胸前分掌（图 4-185）。

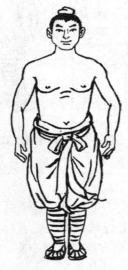

图 4-184　收势（1）

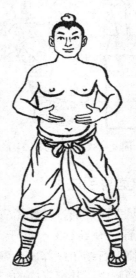

图 4-185　收势（2）

动作要领（二）：右手掌心上托过头顶，左手掌心下按至环跳外侧（图 4-186）。
双目透过下掌的虎口看左脚跟（图 4-187）。

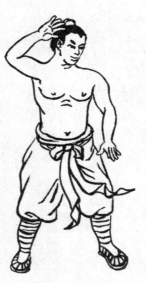

图 4-186　收势（3）

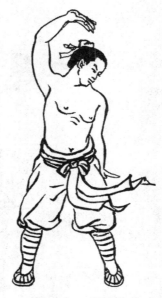

图 4-187　收势（4）

动作要领（三）：两手在胸前交替，左手掌上托过头顶，右手掌下按至环跳外侧（图 4-188）。

双目透过下掌的虎口看右脚跟（图 4-189）。

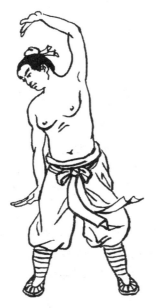

图 4-188 收势（5）

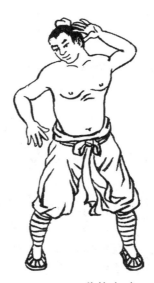

图 4-189 收势（6）

动作要领（四）：左右膀伸各 7 次后，两手在体前合掌、调息（图 4-190）。

气息调匀后恢复至松静站立（图 4-191）。

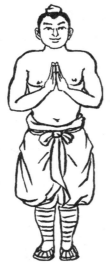

图 4-190 收势（7）

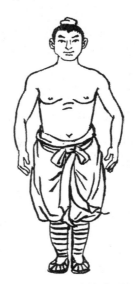

图 4-191 收势（8）

【要点解析】

收势疏导足太阴脾经，脾与胃相表里。中医导引诀曰：调理脾胃须单举。此导引势在饭前、饭后都可以做，且脾胃是后天之本，故常做左右单举有醒脾养胃之功效，可预防脾胃相关疾病。

附:《易筋经》(节选)

《易筋经·总论》(节选)

所言洗髓者，欲清其内。易筋者，欲坚其外。如能内清净，外坚固，登圣域，在反掌之间耳，何患无成？且云易筋者，谓人身之筋骨，由胎禀而受之，有筋弛者、筋挛者、筋靡者、筋弱者、筋缩者、筋壮者、筋舒者、筋劲者、筋和者，种种不一，悉由胎禀。如筋弛则病，筋挛则瘦，筋靡则痿，筋弱则懈，筋缩则亡，筋壮则强，筋舒则长，筋劲则刚，筋和则康。

在人无不可易，所以为虚为实者，易之；为寒为暑者，易之；为刚为柔者，易之；为静为动者，易之。高下者，易其升降；先后者，易其缓急；顺逆者，易其往来；危者，易之安；乱者，易之治；祸者，易之福；亡者，易之存；气数者，可以易之挽回；天地者，可以易之反复。何莫非易之功也！

《易筋经·膜论》(节选)

是故炼筋，必须炼膜，炼膜必须炼气。然而炼筋易而炼膜难，炼膜难，而炼气更难也。先从极难、极乱处立定脚跟，后向不动不摇处认斯真法。务培其元气，守其中气，保其正气，护其肾气，养其肝气，调其肺气，理其脾气，升其清气，降其浊气，闭其邪恶不正之气，勿伤于气，勿逆于气，勿忧思悲怒以损其气，使气清而平，平而和，和而畅达，能行于筋，串于膜，以至通身灵动，无处不行，无处不到。气至则膜起，气行则膜张，能起能张，则膜与筋齐坚齐固矣。

此篇言易筋以炼膜为先，炼膜以炼气为主，然此膜人多不识，不可为脂膜之膜，乃筋膜之膜也。脂膜，腔中物也；筋膜，骨外物也。筋则联络肢骸，膜则包贴骸骨。筋与膜较，膜软于筋；肉与膜较，膜劲于肉。膜居肉之内、骨之外，包骨衬肉之物也。其状若此。行此功者，必使气串于膜间，护其骨，壮其筋，合为一体，乃曰全功。

《易筋经·内壮论》(节选)

凡炼内壮，其则有三。

一曰守此中道。守中者。专于积气也。积气者，专于眼、耳、鼻、舌、身、意也。其下手之要，妙于用揉，其法详后。凡揉之时，宜解襟仰卧，手掌着处，其一掌下，胸腹之间，即名曰中。惟此中乃存气之地，应须守之。

守之之法，在乎含其眼光，凝其耳韵，均其鼻息，缄其口气，逸其身劳，锁其意驰，四肢不动，一念冥心，先存想其中道，后绝其诸妄念，渐至如一不动，是名曰守，斯为合式。

盖揉在于是，则一身之精气神俱注于是，久久积之，自成其庚方一片矣。设如杂念纷纷，驰想世务，神气随之而不凝，则虚其揉矣，何益之有？

二曰勿他想。人身之中，精神气血，不能自主，悉听于意，意行则行，意止则止，守中之时，意随掌下，是为合式。

若或意驰于各肢，其所凝积，精气与神，随即走散于各肢，即成外壮，而非内壮矣。揉而不积，又虚其揉矣。有何益哉？

三曰持其充周。凡揉与守，所以积气。气既积矣，精神血脉悉皆附之。守之不驰，揉之且久，气惟中蕴而不旁溢，气积而力自积，气充而力自周。此气即孟子所谓，至大至刚，塞乎天地之间者，是吾浩然之气也。

设未及充周，驰意外走，散于四肢，不惟外壮不全，而内壮亦属不坚，则两无是处矣。

第五节　六字诀

一、六字气诀

纳气有一，吐气有六。纳气一者，谓吸也；吐气六者，谓吹、呼、唏、呵、嘘、呬，皆出气也。凡人之息，一呼一吸，元有此数。欲为长息吐气之法，时寒可吹，时温可呼。委曲治病，吹以去风，呼以去热，唏以去烦，呵以下气，嘘以散滞，呬以解极。凡入极者，则多嘘呬。道家行气，率不欲嘘呬。嘘呬者，长息之忌也。此男女俱存法，法出于仙经。行气者，先除鼻中毛，所谓通神之路。若天露恶风、猛寒大热时，勿取气。（梁·陶弘景《养性延命录》）

二、六字与脏腑

古德云：八万四千法门，均归于方寸。隋代天台智者大师将六字气诀与治疗脏腑疾病结合在一起，其六字气诀作为修行的一种基本方法，先调伏四大，然后再调伏方寸。其诀曰："心配属呵肾属吹，脾呼肺呬圣皆知，肝脏热来嘘字至，三焦壅处但言嘻。"（《修习止观坐禅法要》）

三、六字诀呼法

冷病者，用大呼三十遍，细呼十遍。呼法，鼻中引气入，口中吐气出，当令声相逐呼字而吐之。

热病者，用大吹五十遍，细吹十遍。吹如吹物之吹，当使字气声似字。

肺病者，用大嘘三十遍，细嘘十遍。

肝病者，用大呵三十遍，细呵十遍。

脾病者，用大唏三十遍，细唏十遍。

肾病者，用大呬五十遍，细呬三十遍。

此十二种调气法，若有病，依此法恭敬用心，无有不瘥，皆须左右导引三百六十遍，然后乃为之。(唐·孙思邈《备急千金要方》)

四、祛病六字导引法

明代朱权在《活人心法》中记载："六字气法者，嘘、呵、呬、吹、呼、嘻。其法以口吐鼻取。"其法，即以口吐气，以鼻纳气。

行六字气法有出声和不出声两种，亦有站桩默念和配合形体导引出声两种，《修真书》之六字气法是配合形体导引的。其诀云："肝若嘘时目睁睛，肺知呬气手双擎。心呵脑后高叉手，肾若吹时抱膝平。脾用呼时须撮口，三焦客热卧嘻嘻。

四季常是嘘，八节(四立、二分、二至)不得吹。益肝为相火，有泻无补，肾为真水，有补无泻也。"

此六字气诀有形体导引动作，嘘时要睁开眼睛，因肝开窍于目；呬时要高擎两臂，以上提横膈；呵时要两手十指交叉抱于后脑，十指连心脑；吹时抱膝，以固肾腰；呼时撮口，因脾开窍于唇；嘻时用卧式，是为了让气平缓地出来。

一年四季若上火，可用嘘，肝火乃相火，可以泻，不用补。立春、立夏、立秋、立冬，春分、秋分，夏至、冬至八个大节气，四季交替、生长收藏，故不可以吹。肾藏精，只能补，不能泻。

五、去病延年六字诀

此行六字功夫秘要诀也。非此，六气行不到于本经，以此导之，若引经耳，不可不知。

吹肾气诀

肾为水病主生门，有疾尫羸气色昏。

眉蹙耳鸣兼黑瘦，吹之邪妄立逃奔。

呵心气诀

心源烦躁急须呵，此法通神更莫过。

喉内口疮并热痛，依之日下便安和。

嘘肝气诀

肝主龙涂位号心，病来还觉好酸辛。

眼中赤色兼多泪，嘘之立去病如神。

呬肺气诀

呬呬数多作生涎，胸膈烦满上焦痰。

若有肺病急须呬，用之目下自安然。

呼脾气诀

脾宫属土号太仓，痰病行之胜药方。
泻痢肠鸣并吐水，急调呼字免成殃。

嘻三焦诀

三焦有病急须嘻，古圣留言最上医。
若或通行去壅塞，不因此法又何知？

（明·高濂《遵生八笺·延年却病笺》）

六、四季祛病六字歌诀

春嘘明目木扶肝，夏至呵心火自闲。
秋呬定收金肺润，肾吹惟要坎中安。
三焦嘻却除烦热，四季长呼脾化餐。
切忌出声闻口耳，其功尤胜保神丹。

（明·高濂《遵生八笺·延年却病笺》）

　　《遵生八笺》将六字气诀与四季和脏腑养生联系在了一起，嘘字配属肝脏和春季，春季吐纳时默念嘘，可以使肝木疏达，眼目明亮；呵字配属心脏和夏季，夏季吐纳时默念呵，可以使心火收藏，心平气和；呬字配属肺脏和秋季，秋季吐纳时念呬，可以使肺气滋润，不为秋燥所伤；吹字配属肾脏和冬季，冬季吐纳时默念吹，可使肾阳（肾中火即肾阳，属八卦中坎卦）收藏，固肾聚精；嘻字配属上、中、下三焦，有烦热即可默念嘻，以助三焦气化，消除烦热；呼字配属脾脏和四季，一年四季吐纳时默念呼，可使脾胃运化功能增强。凡行六字气诀一定要心中默念，以听不见为度，切忌将六字念出声。此法之功效胜于服用灵丹妙药。

七、六气歌诀

病瘥即止，不可过，过即败气。
一曰呬。
呬法最灵应须秘，外属鼻根内关肺。
寒热劳闷及肤疮，以斯吐纳无不济。
二曰呵。
呵属心王主其舌，口中干涩身烦热。
量疾深浅以呵之，焦腑疾病自消灭。

三曰呼。

呼属脾神主其土，烦热气胀腹如鼓。

四肢壅闷气难通，呼而理之复如故。

四曰嘘。

嘘属肝神主其目，赤翳昏昏泪如哭。

都缘肝热气上冲，嘘而理病更神速。

五曰吹。

吹属肾脏主其耳，腰膝冷多阳道萎。

微微纵气以吹之，不用外边求药饵。

六曰嘻。

嘻属三焦有疾起，三焦所有不和气。

不和之气损三焦，但使嘻嘻而自理。

（明·高濂《遵生八笺·延年却病笺》）

八、行六字诀的禁忌

余意六字之法，某脏有病，当以某字治之，不必俱行，恐伤无病之脏，当酌量以行可也。然呵字一法，心脏热者，秋冬睡醒，当呵出三五口，以去五脏壅气，此又不可废者。（明·高濂《遵生八笺·延年却病笺》）

高濂善用六字气诀，原本六字气诀是吐故纳新的方法，六字各有其功效，后来发展了将六字气诀配于五脏和四季。高濂强调六字气诀是用于疗疾，有针对性的吐字属于泻法，如果每天把六字都吐一遍，可能会伤及虚损的脏腑，因此六字气诀不适于整套练习。同时高濂也强调："病瘥即止，不可过，过即败气。"

第六节　陈希夷二十四气导引法

陈抟（871—989），字图南，号扶摇子，又称麻衣道者、布袋和尚，赐号"希夷先生"，亳州真源（今安徽亳州）人，北宋时期著名的养生学家。陈希夷先生著《二十四气坐功祛病图》，又称《陈希夷二十四气导引坐功法》。

此导引法遵循"天人合一"的生命整体观，根据二十四节气阳升阴降的规律而设二十四势，按一年的二十四个节气进行有针对性的导引行气。其导引势以坐姿为主，应时导引，行气舒经，疏导、调节相应的经络，故要诀中指明了各节气对应的经络和此经络的五行属性。

陈希夷二十四气导引法每节包括"图谱""运主""时配""诀要"等内容，善巧地把理法、功法和效应结合起来，形成了一套严密的防病治病导引体系。本节图文内容源自明代高濂的《遵生八笺·四时调摄笺》和清代裕康的《内外功图说辑要·陈希夷二十四气坐功导引治病图》，现图做了修复，文字参照二书而成。

一、立春正月节导引图（图 4-192）

运主： 厥阴初气。

时配： 少阳三焦经相火。

导引： 每日子丑时（23:00～3:00）。叠手按
髀，转身拗颈，左右耸引各 15 次。叩
齿 36 次，吐故纳新，漱咽 3 次。

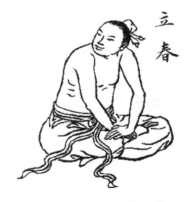

图 4-192　立春正月节导引图

二、雨水正月中导引图（图 4-193）

运主： 厥阴初气。

时配： 三焦手少阳相火。

导引： 每日子丑时（23:00～3:00）。叠手按
髀，拗颈转身，左右偏引各 15 次。叩
齿 36 次，吐故纳新，漱咽 3 次。

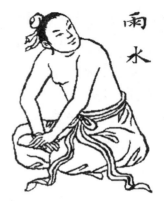

图 4-193　雨水正月中导引图

三、惊蛰二月节导引图（图 4-194）

运主： 厥阴初气。

时配： 手阳明太阳燥金。

导引： 每日丑寅时（1:00～5:00）。握固转颈，
反肘后向，顿掣 30 次。叩齿 36 次，吐
故纳新，漱咽 3 次。

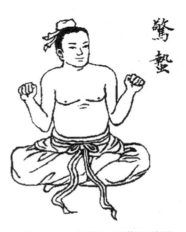

图 4-194　惊蛰二月节导引图

四、春分二月中导引图（图4–195）

运主：少阴二气。

时配：手阳明大肠燥金。

导引：每日丑寅时（1:00～5:00）。伸手回头，左右挽引各42度。叩齿36次，吐故纳新，漱咽3次。

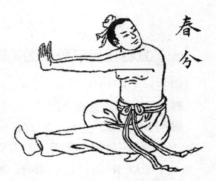

图4–195 春分二月中导引图

五、清明三月节导引图（图4–196）

运主：少阴二气。

时配：手太阳小肠寒水。

导引：每日丑寅时（1:00～5:00）。正坐定，左右换手，如引硬弓各56次。叩齿36次，吐故纳新，漱咽3次。

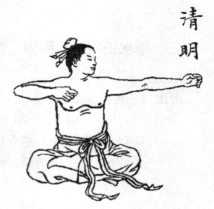

图4–196 清明三月节导引图

六、谷雨三月中导引图（图4–197）

运主：少阴二气。

时配：手太阳小肠寒水。

导引：每日丑寅时（1:00～5:00）。平坐，换手左右举托，移臂左右掩乳，各35次。叩齿36次，吐故纳新，漱咽3次。

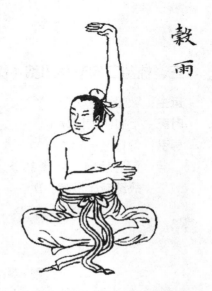

图4–197 谷雨三月中导引图

七、立夏四月节导引图（图4-198）

运主：少阴二气。

时配：手厥阴心包络风木。

导引：每日寅卯时（3:00～7:00）。闭息瞑目，
反换两手，抑掣两膝各35次。叩齿36
次，吐故纳新，漱咽3次。

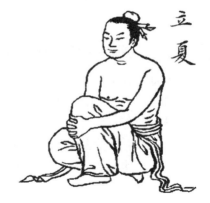

图 4-198 立夏四月节导引图

八、小满四月中导引图（图4-199）

运主：少阳三气。

时配：手厥阴心包络风木。

导引：每日寅卯时（3:00～7:00）。正坐，一
手举托，一手拄按，左右各15次。叩
齿36次，吐故纳新，漱咽3次。

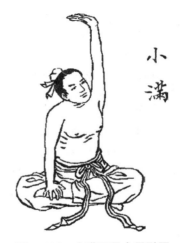

图 4-199 小满四月中导引图

九、芒种五月节导引图（图4-200）

运主：少阳三气。

时配：手少阴心君火。

导引：每日寅卯时（3:00～7:00）。正立仰身，
两手上托，左右力举，各35次。定息凝
神，叩齿36次，吐故纳新，漱咽3次。

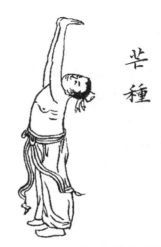

图 4-200 芒种五月节导引图

十、夏至五月中导引图（图4-201）

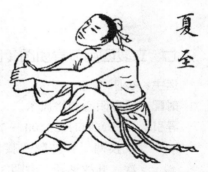

运主： 少阳三气。

时配： 少阴心君火。

导引： 每日寅卯时（3：00～7：00）。跪坐，伸手，十指交叉，左右脚换踏，各35次。叩齿36次，吐故纳新，漱咽3次。

图4-201 夏至五月中导引图

十一、小暑六月节导引图（图4-202）

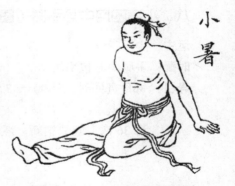

运主： 少阳三气。

时配： 手太阴肺湿土。

导引： 每日丑寅时（1：00～5：00）。两手踞地，屈压一足，直伸一足，用力擎15次。叩齿36次，吐故纳新，漱咽3次。

图4-202 小暑六月节导引图

十二、大暑六月中导引图（图4-203）

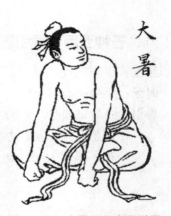

运主： 太阴四气。

时配： 手太阴肺湿土。

导引： 每日丑寅时（1：00～5：00）。双拳踞地，返首向肩，引作虎视，左右各15次。叩齿36次，吐故纳新，漱咽3次。

图4-203 大暑六月中导引图

十三、立秋七月节导引图（图4-204）

运主：太阴四气。

时配：足少阳胆相火。

导引：每日丑寅时（1:00～5:00）。正坐，两
手托地，缩体闭息，耸身上踊，凡56
次。叩齿36次，吐故纳新，漱咽3次。

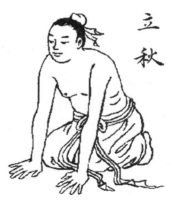

图4-204　立秋七月节导引图

十四、处暑七月中导引图（图4-205）

运主：太阴四气。

时配：足少阳胆相火。

导引：每日丑寅时（1:00～5:00）。正坐转头，
左右举引。反两手捶背，各35次。叩
齿36次，吐故纳新，漱咽3次。

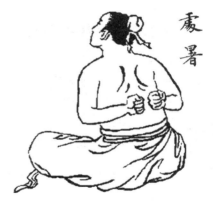

图4-205　处暑七月中导引图

十五、白露八月节导引图（图4-206）

运主：太阴四气。

时配：足阳明胃燥金。

导引：每日丑寅时（1:00～5:00）。正坐，两
手按膝，转头推引，各15次。叩齿36
次，吐故纳新，漱咽3次。

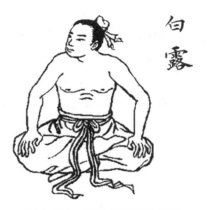

图4-206　白露八月节导引图

十六、秋分八月中导引图（图 4-207）

运主： 阳明五气。

时配： 足阳明胃燥金。

导引： 每日丑寅时（1:00～5:00）。盘足而坐，
两手掩耳，左右反侧，各 15 次。叩齿
36 次，吐故纳新，漱咽 3 次。

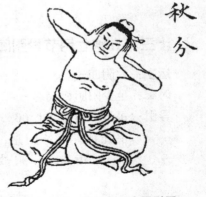

图 4-207　秋分八月中导引图

十七、寒露九月节导引图（图 4-208）

运主： 阳明五气。

时配： 足太阳膀胱寒水。

导引： 每日丑寅时（1:00～5:00）。正坐，举
两臂，踊身上托，左右各 15 次。叩齿
36 次，吐故纳新，漱咽 3 次。

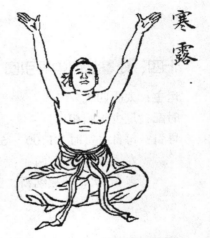

图 4-208　寒露九月节导引图

十八、霜降九月中导引图（图 4-209）

运主： 阳明五气。

时配： 足太阳膀胱寒水。

导引： 每日丑寅时（1:00～5:00）。平坐，纾
两手，攀两足。以足间力纵而复收 35
次。叩齿 36 次，吐故纳新，漱咽 3 次。

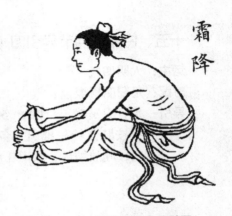

图 4-209　霜降九月中导引图

十九、立冬十月节导引图（图4-210）

运主：阳明五气。

时配：足厥阴肝风木。

导引：每日丑寅时（1:00～5:00）。正坐，一手按膝，一手挽肘，左右顾。两手左右托15次。叩齿36次，吐故纳新，漱咽3次。

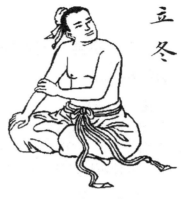

4-210 立冬十月节导引图

二十、小雪十月中导引图（图4-211）

运主：太阳终气。

时配：足厥阴肝风木。

导引：每日丑寅时（1:00～5:00）。正坐，一手按膝，一手挽肘，左右争力各15次。叩齿36次，吐故纳新，漱咽3次。

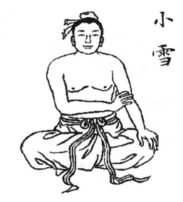

图4-211 小雪十月中导引图

二十一、大雪十一月节导引图
（图4-212）

运主：太阳终气。

时配：足少阴肾君火。

导引：每日子丑时（23:00～3:00）。两手左右托，两足左右踏，各35次。叩齿36次，吐故纳新，漱咽3次。

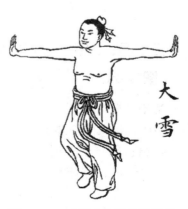

图4-212 大雪十一月节导引图

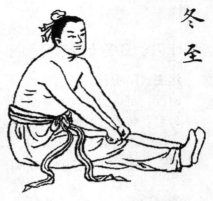

二十二、冬至十一月中导引图

（图 4-213）

运主：太阳终气。

时配：足少阴肾君火。

导引：每日子丑时（23∶00 ～ 3∶00）。平坐，
伸两足，拳两手，按两膝，左右极力 15
次。叩齿 36 次，吐故纳新，漱咽 3 次。

图 4-213　冬至十一月中导引图

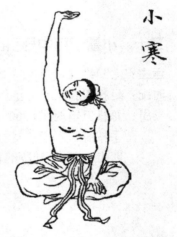

二十三、小寒十二月节导引图

（图 4-214）

运主：太阳终气。

时配：足太阴脾湿土。

导引：每日子丑时（23∶00 ～ 3∶00）。正坐，
一手按足，一手上托，挽首互换，极力
15 次。叩齿 36 次，吐故纳新，漱咽 3
次。

图 4-214　小寒十二月节导引图

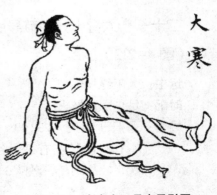

二十四、大寒十二月中导引图

（图 4-215）

运主：厥阴初气。

时配：足太阴脾湿土。

导引：每日子丑时（23∶00 ～ 3∶00）。两手向
后，踞床跪坐，一足直伸，一足用力，
左右各 15 次。叩齿 36 次，吐故纳新，
漱咽 3 次。

图 4-215　大寒十二月中导引图

第七节 经典龙形导引法

《说文解字》云:"龙,鳞虫之长,能幽能明,能细能巨,能短能长,春分登天,秋分而潜渊。"由此可见,龙文化是我们祖先对天地自然、时间空间的特有认知。每年秋分,龙潜深渊,到来年春分,龙抬东方,昂首向上,舒展筋骨,张牙舞爪直冲云霄,故龙从水、从云。

《易经》:"尺蠖之屈,以求信(伸)也,龙蛇之蛰,以存身也。"伸缩之道既是存身之道,亦是导引之道,导引势中仿自龙的很多,早在西汉竹简《引书》中已经有模仿龙的形态导引行气的"龙引"。

以下介绍的龙导引十二势出自《寿养丛书·锦身机要》(明代鲁至刚[①]注释),龙形导引法则来自于近代国医、国术大师郑怀贤教授之传承。

一、龙导引十二势

第一势 踏地龙(图4-216)

两手牢拿两肘中,脚头着地脚跟春。
力行三八潮皆落,天地江河一鸿空。

至刚曰:以两手拿两肘者,所以敛其筋骨也。以脚跟春地者,所以降其气血也。盖筋骨敛,则气血不妄行而易降。气血降则筋骨不妄动,亦可施也。

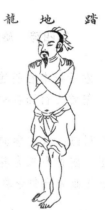

图 4-216 踏地龙

第二势 摆尾龙(图4-217)

摆尾须令左右如,膝头向处莫容虚。
力行三八舒筋骨,筋骨能舒动尾闾。

至刚曰:以腰扭向左而实其左膝,所以舒其左筋骨也。以腰扭向右而实其右膝,所以舒右筋骨也。左右力而行之者,岂非所以动尾闾之筋骨乎?

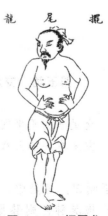

图 4-217 摆尾龙

---

① 鲁至刚:号玄妙锦静真人,生卒年月不详,常州(今江苏常州)人,明代道教养生学家,注释《锦身机要》3卷,被收入《藏外道书》。

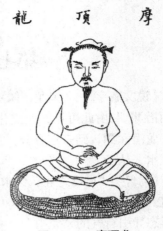

图 4-218 摩顶龙

第三势　摩顶龙（图4-218）

左手拿龙做甚么？却将右手顶头摩。
前轻后重无多少，但使辛酸没奈何。

至刚曰：左手拿龙之颈，右手摩龙之顶，前轻者，为其畏也；后重者，使其顽劣也。无多少者，心酸方止。然既止而复摩，使其顽劣无知，见虎不惧也。

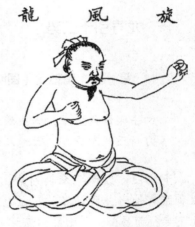

图 4-219　旋风龙

第四势　旋风龙（图4-219）

左手扬拳右阴随，右亦如之左亦回。
俯首力行因甚事，毋令遍体骨筋衰。

至刚曰：以左拳向左而右拳随，以右拳向右而左拳随。俯首力来为甚么来？无非所以动吾身之筋骨，使气血周流勿令衰败也。

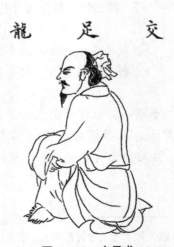

图 4-220　交足龙

第五势　交足龙（图4-220）

交足当胸兀坐间，手叉抱膝膝撑湾。
左来右去俱三八，夹脊双关透上关。

至刚曰：身坐虚，蟠其膝，则膝交于当胸，手叉实，抱其膝，则膝撑入两肘。然后以左肩力向前，而右肩力向后；右肩向前，左肩力向后。如是行之，则夹脊双关可通矣。

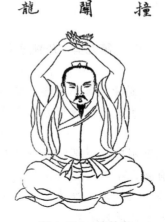

图 4-221 撞关龙

第六势 撞关龙（图4-221）

双手擎天着力齐，身躬气撞顶门追。
力行三八泥丸透，透了泥丸笛可吹。

至刚曰：双手擎天而力撞，以一身鞠躬而气冲，气既冲则泥丸透，透则笛可吹，则自然有泥丸风生之验也。

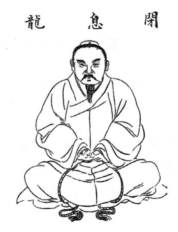

图 4-222 闭息龙

第七势 闭息龙（图4-222）

闭息工夫不可无，不能闭息尽成诬。
若行九九功纯熟，便是修真大丈夫。

至刚曰：闭息工夫不可无也。苟不能息，虽能别改工夫，皆为诬妄。若能行之纯熟，可谓修真第一件工夫，第一件难事。岂非人间大丈之能事乎？

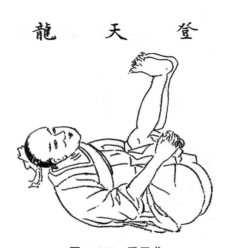

图 4-223 登天龙

第八势 登天龙（图4-223）

将身卧地把心闲，以膝齐胸两手扳。
一筑一登连九九，自然转过尾闾关。

至刚曰：身卧地而一心忘身，膝齐胸而两手扳膝，用登扳之数转过尾闾之关，未有不用登扳而能转过尾闾之关者也。

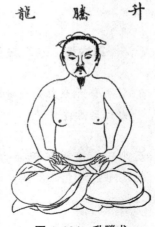

图 4-224 升腾龙

第九势 升腾龙（图4-224）

忍便吸鼻手叉腰，蟠膝垂唇舌抵桥。
九九三三重用力，双关夹脊涌如潮。

至刚曰：不忍便则有降而无升，不吸鼻则无通
而有塞，不以唇包其齿则夹脊之筋不舒，不以舌抵
其桥则玉枕之关难达。蟠膝叉腰，遍身着力，则黄
河之水逆涌如潮矣。

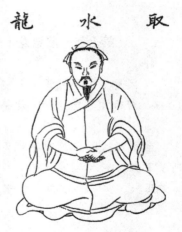

图 4-225 取水龙

第十势 取水龙（图4-225）

夹脊双关路已通，鼻中吸气水随龙。
龙吞香水升腾后，效验馨香到口中。

至刚曰：龙降池而取水，水随龙而升天，全凭
吸鼻之工夫，以造通玄之妙。馨香既到口，方可汞
求铅，效验能通，方宜下手。

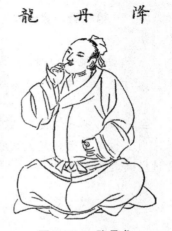

图 4-226 降丹龙

第十一势 降丹龙（图4-226）

既至泥丸顶上来，却将葱管鼻中栽。
喉边吸涕频催坠，顷刻无为自降腮。

至刚曰：栽葱于鼻内，开孔窍之不通；吸涕于
喉边，候灵丹之脱落。无为自降，恐吸重以伤丹，
有作相吞，莫咽轻而失所。仙翁此诗，但言无为自
降，而不言有作相吞者，固自然孔窍穴中行。

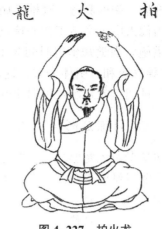

龍 火 拍

第十二势　拍火龙（图4-227）

巍然静坐意须存，两手更相拍囟门。
一百数中安气血，遍身凉爽快如神。

至刚曰：不静坐则意不存，不拍囟门则火不
降，故于身劳体动之后，气血甚盛之时，默然存
意，以两手更相拍顶，则气血有安逸之乐，而无妄
行之患矣。

图 4-227　拍火龙

二、龙形导引法

（一）龙形导引法的特点及作用

龙形导引法近代传至郑怀贤教授传，笔者根据中医学五行相生原理整理而成。

龙形导引法有一个显著的特点就是闭目导引，从预备势到受试两眼始终是闭着的。
闭目是为了安神敛气，神内敛有利于导引时动中求静，使练习者增强导引行气和炼精化
气的认知。

龙形导引法的另一个特点是锁住两手臂与脊柱一起导引，顾名思义是锁其龙（脊
柱），调其形。锁住的两手成了龙首，故称"龙首印"，而两小指分离两边，成为龙头触
须，龙的眼睛则被定在手腕外侧的神门穴，导引时形成神门的开合。通过两手紧锁的龙
首印来导引躯干，让脊柱有序、有节律地动伸缩摆动，可以伸筋、行气、升阳，增强每
节脊椎的活动度，同时使依附在脊柱周围的经筋得到伸展，从而使督脉阳气旺盛，人的
精力充沛，减缓人体脊柱及周围组织的衰退，而节律的柔性摆动可使胸腹内脏器官随着
导引起伏得到充分的活动，从而使脏腑功能得到加强。

龙形导引法通过对五脏、五色的观想，对于脏腑机能也有帮助，亦是调营理卫的
良方。

龙形导引法可以整套练习，有五行相生之功效，也可以有针对性地选择，对自身较
弱的脏腑进行导引。由于龙形导引法主要是躯干和上部肢体的导引，下肢基本不动，故
比较适合室内练习。导引时肢体关节的伸缩和脊柱的升降、开合、俯仰、扭转，会牵动
人体的经筋和筋膜等组织，改善人体气血运行，同时也濡养了人体十二经脉，使身体引
实济虚，达到新的平衡。十二经筋得到等身的伸展，对骨骼关节面和骨膜有激活的作
用，从而有造血、移精、填髓的功效。

（二）龙形导引法的适用人群

龙形导引法适应于20岁以上的青中年人群，尤其是患有脊柱相关疾病的人士，包

括颈椎病、胸椎侧弯、腰椎疾病、腰痛、腰胀、腰酸、坐骨神经痛、慢性脏腑疾病等。

当代人由于生活工作的特点，脊柱是最容易疲劳的，及时消除疲劳是防病治病最有效的措施。当觉知坐得时间久了，马上起来做一势"青龙出水导引势"，会感到神清气爽。"导气令和，引体令柔"这八个字用在龙形导引法上是再确切不过了。很多人从青年时腰椎间盘就开始发生退化变性，因此导致强壮脊椎是当务之急。

（三）习练龙形导引法的注意事项

初学者习练龙形导引法要先学导引动作，暂时不用在意呼吸，自然呼吸即可，但导引动作要尽量做得夸张一点，等到导引动作熟练了，再慢慢做得收敛一点，同时导引动作要伸缩有度，要柔顺，要注意脊椎节节相应的导引感受。

动作熟练后可配合呼吸练习，开始如果用鼻吸鼻呼不畅，可以先采用鼻吸口呼，待气顺畅后再鼻吸鼻呼。凡导引时横膈膜上提或胸腔打开时用鼻吸气，下降或收拢时呼气。

关于用意念，在不做导引时，可在环境的安静中采用站姿或坐姿练习"黄帝观想五色气法"，归于五脏；待导引吐纳归于一体时，再加上意念观想，三调合一。练习观想时应闭眼，收势后，睁眼前先搓热两掌，用两掌心熨目后再睁眼。

（四）龙形导引法各势详解

1. 预备势

面向南方，两脚开立，与肩同宽，两臂自然下垂，自上而下放松，松静站立（图4-228）。两手臂从体侧捧起（图4-229，图4-230），在胸前叉掌，两大拇指、食指、中指、无名指八指交叉，结龙首印，两小指分开如龙须（图4-231，图4-232）。将龙首印置于小腹（图4-233），眼帘松垂，露一线之光观鼻尖，下颌微收，咬牙，舌舐上颚，口唇轻闭，调匀鼻息。

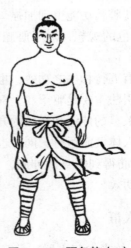

图4-228　预备势（1）

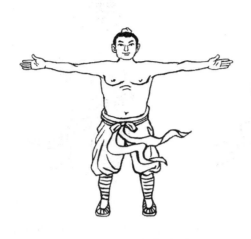

图 4-229　预备势（2）

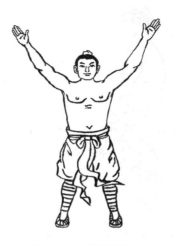

图 4-230　预备势（3）

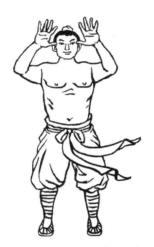

图 4-231　预备势（4）

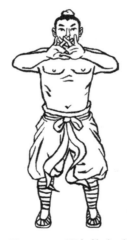

图 4-232　预备势（5）

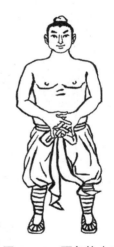

图 4-233　预备势（6）

2. 青龙出水导引势

两膝微屈，人体重心下降，尾椎向后推出（图 4-234）。两手保持龙首印（代表龙头）向前上方慢慢探出（高不过头）（图 4-235，图 4-236，图 4-237，图 4-238，图 4-239），再继续向前下方缓慢画圆收回（图 4-240，图 4-241，图 4-242），同时脊椎呈 S 形向上蠕动，龙首印向下收回时掌心向着下丹田（图 4-243）。龙首印上下循环一周为 1 次，循环导引 9 次为一组，做 2 组。每完成一组，龙首印在下丹田停留，待鼻息调匀后，再做第二组（图 4-244，图 4-245，图 4-246）。待 2 组导引完毕，两手松开，恢复松静站立。

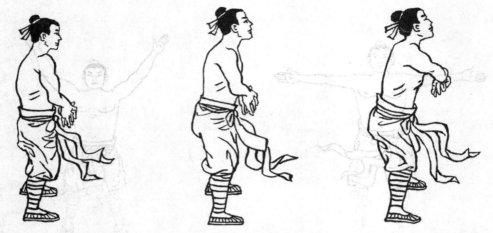

图 4-234　青龙出水导引势（1）　　图 4-235　青龙出水导引势（2）　　图 4-236　青龙出水导引势（3）

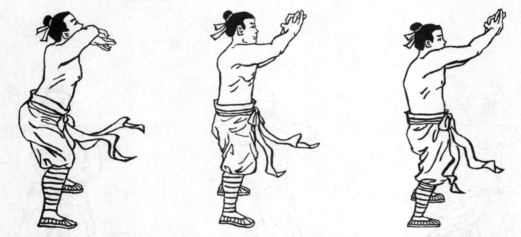

图 4-237　青龙出水导引势（4）　　图 4-238　青龙出水导引势（5）　　图 4-239　青龙出水导引势（6）

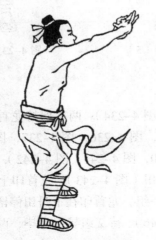
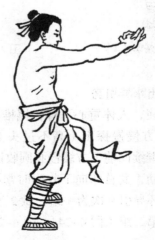

图 4-240　青龙出水导引势（7）　　　　　图 4-241　青龙出水导引势（8）

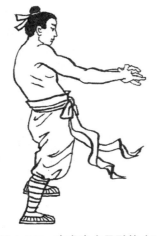

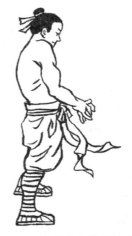

图 4-242　青龙出水导引势（9）　　　图 4-243　青龙出水导引势（10）

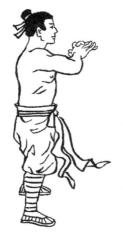

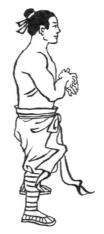

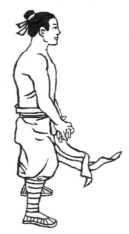

图 4-244　青龙出水导引势（11）　图 4-245　青龙出水导引势（12）　图 4-246　青龙出水导引势（13）

呼吸：龙首印向上蠕动时用鼻吸气，向下向内导引时用鼻慢慢呼气。龙首印导引的速度尽量和呼吸和合。

意念：导引时观想一条青色的龙慢慢浮出绿色的水面，脊柱呈 S 形在水中上下蠕动。

3. 赤龙观日导引势

承上势，两膝微屈，人体重心下降，尾椎向后推出。两手臂从体侧捧起，在胸前叉掌，两大拇指、食指、中指、无名指八指相叉结成龙首印，两小指分开如龙须，屈腕，两肘松垂内收，龙首印会于心窝（图 4-247）。然后两手相锁结成龙首印向右上方画圆（高不过肩），重心慢慢移向左脚，龙首印（掌心）转向右上方（图 4-248，图 4-249，图 4-250，图 4-251），然后由上向下呈圆弧形收回至心窝（图 4-252），同时重心慢慢移向右脚，龙首印转向左上方呈圆弧形收回至心窝（图 4-253，图 4-254，图 4-255，图 4-256，图 4-257）。龙首导引呈横向 8 字循环一周为 1 次，脊柱呈横 S 形蠕动（图 4-258，图 4-259，图 4-260，图 4-261），循环导引 9 次为一组，做 2 组。每完成一组，龙首印在下丹田停留，待鼻息调匀后，再做第二组。待 2 组导引完毕，两手松开，恢复松静站立。

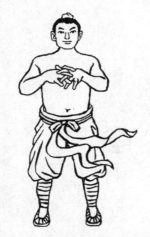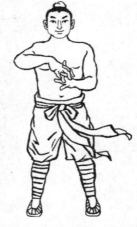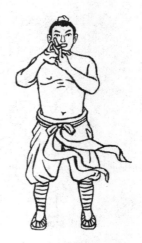

图 4-247　赤龙观日导引势（1）　图 4-248　赤龙观日导引势（2）　图 4-249　赤龙观日导引势（3）

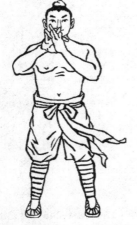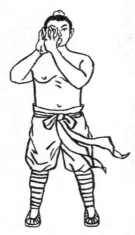

图 4-250　赤龙观日导引势（4）　　　图 4-251　赤龙观日导引势（5）

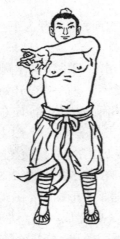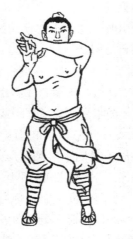

图 4-252　赤龙观日导引势（6）　　　图 4-253　赤龙观日导引势（7）

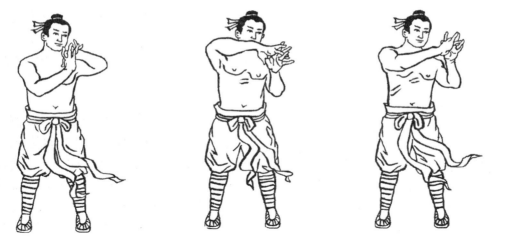

图 4-254　赤龙观日导引势（8）　图 4-255　赤龙观日导引势（9）　图 4-256　赤龙观日导引势（10）

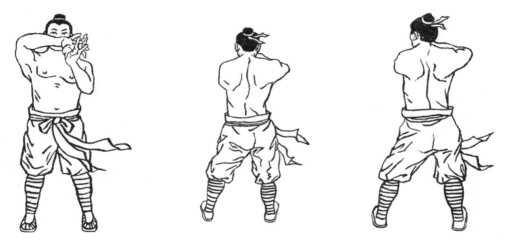

图 4-257　赤龙观日导引势（11）　图 4-258　赤龙观日导引势（12）　图 4-259　赤龙观日导引势（13）

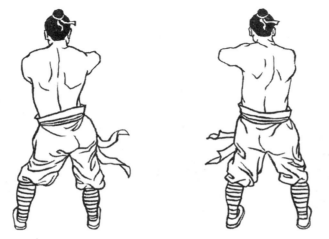

图 4-260　赤龙观日导引势（14）　　图 4-261　赤龙观日导引势（15）

呼吸： 龙首印向斜上方画圆蠕动时用鼻吸气，向心窝收回导引时用鼻慢慢呼气。龙首印导引的速度尽量和呼吸和合。

意念： 导引时观想一条红色的龙慢慢浮出水面观看初升的红日，脊柱呈横 S 形在水中蠕动。

4. 黄龙含珠导引势

承上势，两膝微屈，人体重心下降，尾椎向后推出。两手臂从体侧捧起，在胸前叉掌，两大拇指、食指、中指、无名指八指相叉结成龙首印，两小指松开如龙须，屈腕，两肘松垂内收，龙首印（掌心向下）会于中脘（图 4-262）。龙首印内犹如含珠，向左、向前、向右、向后画圆收回（高不过中脘）（图 4-263，图 4-264，图 4-265，图 4-266，图 4-267），龙首印画圆的同时尾椎亦随之画圆，脊柱放松随之画圆。画圆一周为 1 次，循环导引 9 次为一组，做 2 组。每完成一组，龙首印在下丹田停留，待鼻息调匀后，再做第二组。待 2 组导引完毕，两手松开，恢复松静站立。

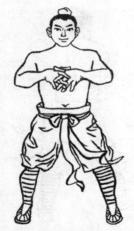 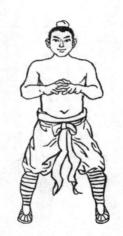 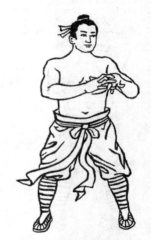

图 4-262　黄龙含珠导引势（1）　图 4-263　黄龙含珠导引势（2）　图 4-264　黄龙含珠导引势（3）

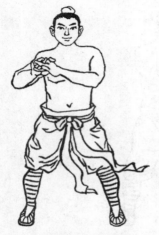 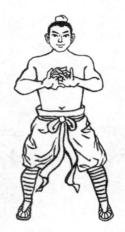 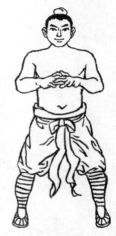

图 4-265　黄龙含珠导引势（4）　图 4-266　黄龙含珠导引势（5）　图 4-267　黄龙含珠导引势（6）

呼吸：龙首印呈水平画圆时，一圈用鼻吸气，一圈用鼻慢慢呼气。龙首印导引的速度尽量和呼吸和合。

意念：导引时观想一条黄色的龙口含金珠，在金色的龙宫戏珠，脊柱呈水平状画圆浮动。

5. 云龙翻身导引势

承上势，两脚开立，略宽于肩，两膝微屈，人体重心下降，尾椎向后推出，呈大马步。两手臂从体侧捧起，在胸前叉掌，两大拇指、食指、中指、无名指八指相叉结成龙首印，两小指分开如龙须，屈腕，两肘松垂内收，然后两手相锁结呈龙首印停于胸前，人体重心移向左脚，龙首印亦移向左肋下方（掌心向左下方）（图 4-268），转掌心向右斜上方划动，重心也从左脚移向右脚（图 4-269，图 4-270），龙首印划至右上方后，转向右肋下（图 4-271，图 4-272，图 4-273，图 4-274），再转掌心向左斜上方划动，重心由右脚移向左脚（图 4-275，图 4-276），龙首印回到左肋下为导引一周。其后面观如图 4-277、图 4-278。左右上下导引时脊柱要有翻滚感，导引呈大横 8 字为一次，循环导引 9 次为一组，做 2 组。每完成一组，龙首印在中丹田停留，待鼻息调匀后，再做第二组。待 2 组导引完毕，两手松开，恢复松静站立。

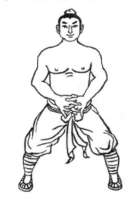 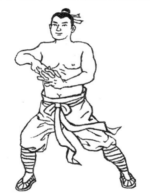 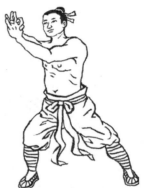

图 4-268　云龙翻身导引势（1）　　图 4-269　云龙翻身导引势（2）　　图 4-270　云龙翻身导引势（3）

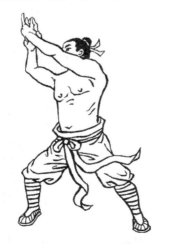 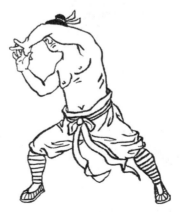

图 4-271　云龙翻身导引势（4）　　　　图 4-272　云龙翻身导引势（5）

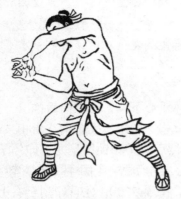

图 4-273 云龙翻身导引势（6）

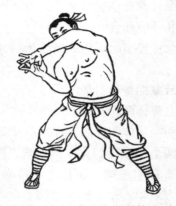

图 4-274 云龙翻身导引势（7）

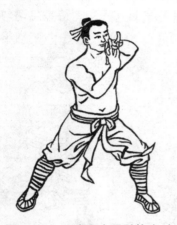

图 4-275 云龙翻身导引势（8）

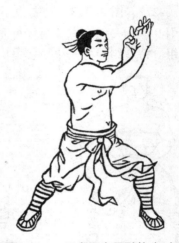

图 4-276 云龙翻身导引势（9）

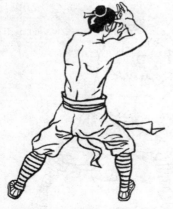

图 4-277 云龙翻身导引势（10）

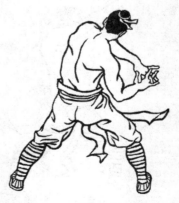

图 4-278 云龙翻身导引势（11）

呼吸：龙首印向斜上翻身时用鼻吸气，向下导引时用鼻慢慢呼气。龙首印导引的速度尽量和呼吸和合。

意念：导引时观想一条白色的龙在白云里左右上下翻滚。

6. 墨龙朝圣导引势

承上势，两脚开立，略宽于肩，两膝微屈，人体重心下降，尾椎向后推出。两手臂从体侧捧起，在胸前叉掌，两大拇指、食指、中指、无名指八指相叉结成龙首印，两小指分开如龙须，屈腕，两肘松垂内收，龙首印会于下丹田。然后左转身呈左弓步，龙首印贴着下丹田（图4-279），由下向上导引至胸前（图4-280，图4-281），翻掌心向前、向上探出（图4-282，图4-283，图4-284），身体向前打躬如朝圣。龙首印收回时画圆，身体向后仰，脊柱呈前S形蠕动，龙首印向下收回在下丹田稍停（图4-285，图4-286，图4-287，图4-288）。前后画圆循环一周为1次，循环导引9次为一组，做2组。每完成一组，龙首印在下丹田停留，待鼻息调匀后，再做第二组。待2组导引完毕，两手松开，恢复松静站立。

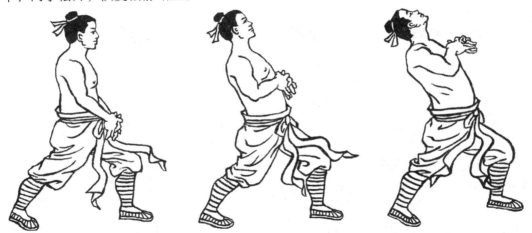

图4-279 墨龙朝圣导引势（1）　图4-280 墨龙朝圣导引势（2）　图4-281 墨龙朝圣导引势（3）

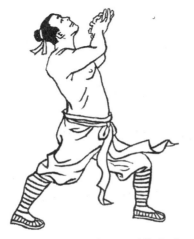

图4-282 墨龙朝圣导引势（4）

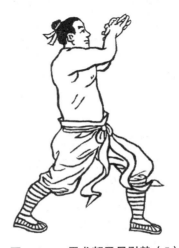

图4-283 墨龙朝圣导引势（5）

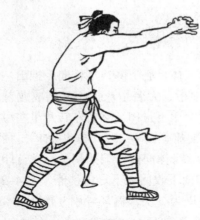

图 4-284　墨龙朝圣导引势（6）

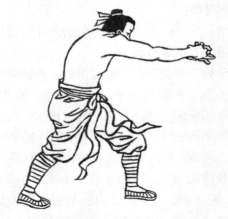

图 4-285　墨龙朝圣导引势（7）

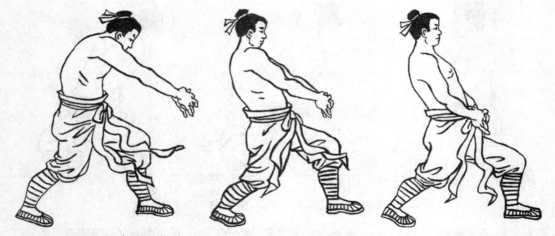

图 4-286　墨龙朝圣导引势（8）　图 4-287　墨龙朝圣导引势（9）图 4-288　墨龙朝圣导引势（10）

呼吸：龙首印向上蠕动时用鼻吸气，向下收回导引时用鼻慢慢呼气。龙首印导引的速度尽量和呼吸和合。

意念：导引时观想一条黑色的龙在幽深龙宫打躬朝圣。

7. 混龙归元导引势

承上势，两脚收拢，与肩同宽，两膝微屈，人体重心下降，尾椎向后推出，龙首印置于下丹田，两手大拇指扣住肚脐，调匀鼻息（图 4-289，图 4-290）。

意念：观想一条青色的龙从绿色的水面游入脐中，归于肝脏；观想一条赤色的龙从红色的阳光里游入脐中，归于心脏；观想一条白色的龙从白云里游入脐中，归于肺脏；观想一条黄色的龙口含金珠游入脐中，归于脾脏；观想一条黑色的龙从黑夜里游入脐中，归于肾脏。

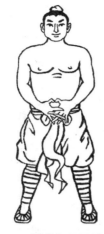

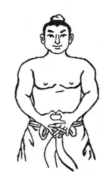

图 4-289　混龙归元导引势（1）　　　图 4-290　混龙归元导引势（2）

8. 收势

承上势，两手松开，两臂自然下垂，调匀鼻息后，两手臂从体侧转掌心向前，慢慢捧起在胸前合掌（图 4-291），搓热手掌后，用两手掌心熨两眼眶（图 4-292），然后击掌（图 4-293）、拍内关（图 4-294，图 4-295）、拍外关（图 4-296，图 4-297）、拍环跳（图 4-298）、拍足三里（图 4-299）、拍三阴交（图 4-300），继之两手掌心向上，从体侧举起，握拳收回至身体两侧放下（图 4-301，图 4-302，图 4-303，图 4-304，图 4-305，图 4-306），同时睁开两眼。

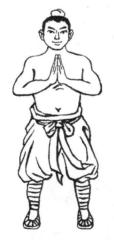

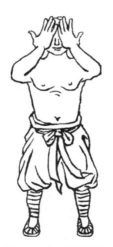

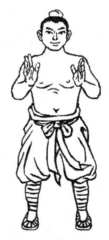

图 4-291　收势合掌　　　　　　图 4-292　收势熨目　　　　　　图 4-293　收势击掌

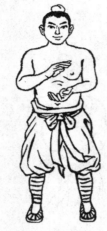
图 4-294 收势拍内关（1）

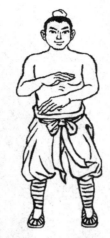
图 4-295 收势拍内关（2）

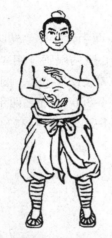
图 4-296 收势拍外关（1）

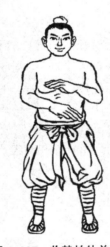
图 4-297 收势拍外关（2）

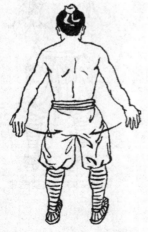
图 4-298 收势拍环跳

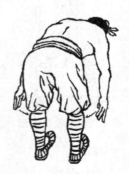
图 4-299 收势拍足三里

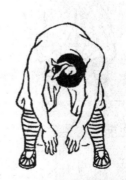
图 4-300 收势拍三阴交

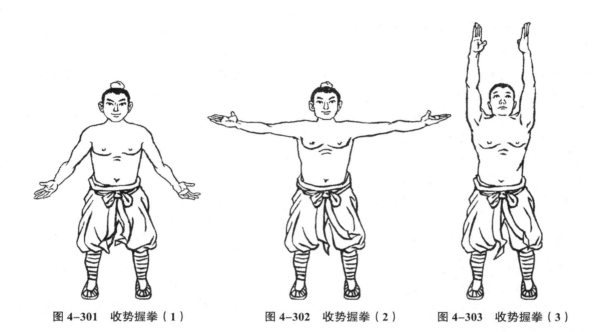

图 4-301　收势握拳（1）　　　　图 4-302　收势握拳（2）　　　　图 4-303　收势握拳（3）

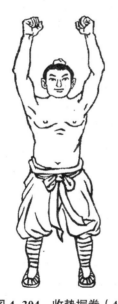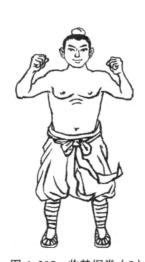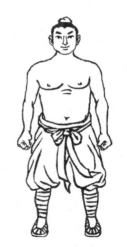

图 4-304　收势握拳（4）　　　　图 4-305　收势握拳（5）　　　　图 4-306　收势握拳（6）

第八节　卧姿导引总诀

以下《华山十二睡功总诀》及《华山十二睡功总诀图》均摘自明代周履靖的《赤凤髓》。

一、《华山十二睡功总诀》（节选）

夫学道修真之士，若习睡功玄诀者，于日间及夜静无事之时，或一阳来之候，端身正坐，叩齿三十六通，逐一唤集身中诸神，然后松宽衣带而侧卧之，诀在闭兑，目半垂帘，赤龙头抵上腭，并膝收一足，十指如钩，阴阳归窍，是外日月交光也。然后，一手掐剑诀掩生门，一手掐剑诀曲肱而枕之，以眼对鼻，鼻对生门，合齿开天门，闭地户，心目内观，坎离会合，是内日月交精也。

功法如鹿之运督，鹤之养胎，龟之端息。夫人之昼夜有一万三千五百息，行八万四千里气。是应天地造化，悉在玄关橐龠，使思虑神归于元神内药也。内为体，外为体。体则含精于内用，用则法光于外，使内外打成一块，方是入道。

工夫行到此际，六贼自然消灭，五行自然攒簇，火候自然升降，酝就真液，浇养灵根，故曰：玄牝通一口，睡之饮春酒，朝暮谨行持，真阳永不走。凡睡之功毕，起时揩摩心地，次揩两眼，则心身舒畅。

行住坐卧，大要聚气凝神，神住则气住，气住则精住，精住则形固。若神住则无思虑，气住则无呼吸，精住则无淫欲，然后三元归一，八脉还源，七宝无漏，血化为膏，始得长生久视。

修真之要，性静则情逸，心动则神疲，盖神去则气散，气散则精耗，精耗则形枯，形枯则死矣。故世人之生死，皆一梦幻，如至人则不然，至人无妄，无妄则无梦，苟有梦亦得其真，非情欲之梦也。故其心常虚明，神常澄湛，无来无去，不生不灭，安有此轮回哉。

世人妄念不息，情欲交炽，心被万缘所染，神无一刻宁静，茫茫乎昼亦梦也，夜亦梦也，寤亦梦也，寐亦梦也。

故心者，神之宅，神者，身之主。修行人修个什么？无过精气神三宝而已。神为君，气为臣，精为民。故五贼侵而精神耗乱，五贼泯而国泰民安，民安则无治可以长久。先要外伏魔精，内安真性，炼精化气，炼气化神，炼神还虚，此是为物归三，三归二，二归一，一归空，是为仙道逆行，常灵常存。如尘世间众生，日用则神化气，气化精，精化形，形化生。物是一生二，二生三，三生万物，此乃人道顺行，有生有死，其生死皆在心之所欲也。

至于修仙之人，心要如如不动，如龙之养珠，鸡之抱卵，蜣螂之滚球，蟾蜍之吮子，蚌含明月，兔子怀胎，鳖之射影，犀之望星，功到则如禾之凝露，瓜之脱蒂，是神之运用。神者，气之母；精者，气之子。神气相抱，精自归元，凝结不散，即婴孩，由父母之所生也。妙在存神于斯中，始得二气交感于黄庭，三华混一于元窍，圣胎成而真神蜕化出离生死，超然成道。如此行持一百日，龟息三百日成丹，二年身轻心灵，上开八门七孔及眉心一门，三年飞升，以达希夷。要在笃志虔恪修持不息，自有妙验。故曰：工夫不到，不方圆。

有等修真之士，虽下苦功，未得真传，以致忘本逐末，盲修瞎炼，或执顽空，或泥幻相，何异于痴猫守于空窟，终不得其鼠也。已上睡功秘法，天机之妙务，在真师心授，不得私意揣度，或得遇者，谨而行之，勿示非人，恐遭天谴。慎之！慎之！

二、《华山十二睡功总诀图》

（一）毛玄汉降伏龙虎（图4-307）

心中元气谓之龙，身中元精谓之虎，性定龙归水，情忌虎隐山，二家和合了，名始列仙班。

（二）瞿上辅炼魂魄（图4-308）

砂中取汞为之魂，水里掏金为之魄，天以日为魂，地以月为魄，日中寻兔髓，月内取乌血。

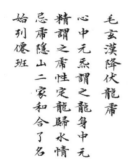
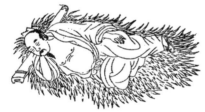

图4-307　毛玄汉降伏龙虎

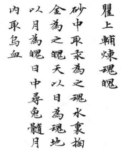
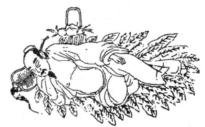

图4-308　瞿上辅炼魂魄

（三）麻衣真人和调真气（图4-309）

调和真气五朝元，心息相依念不偏，二物长居于戊己，虎龙盘结大丹圆。

（四）胡东邻运化阴阳（图4-310）

法天象地谓之体，负阴抱阳谓之用，天地为立基，阴阳运化机，这个揝子料得几人知。

（五）杜胜真阴阳复姤（图4-311）

阴极阳生为之复，阳极阴生为之姤，阴极阳来复，阳终姤又侵，学人明火候，撅地见天真。

（六）王龙图静养火候（图4-312）

静中阳动为之火，地下雷轰为之候，火本生于水，候乃阳来复，雷震摄天根，巽风观月窟。

麻衣真人和調真炁
調和真炁五朝元心息相
依念不偏二物長居於戊
己甫龍蟠結大丹圓

胡東隣運化陰陽
法天象地謂之體負陰抱
陽謂之用天地為立基陰
陽運化機這個捉子料得
幾人知

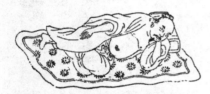

图4-309 麻衣真人和调真气

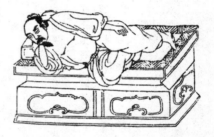

图4-310 胡东邻运化阴阳

杜勝真陰陽復姤
陰極陽生為之復陽極陰
生為之姤陰極陽來復陽
終姤又侵學人明火候摄
地見天真

王龍圖靜養火候
靜中陽動為之火地下雷
轟為之候火本生於水候
乃陽來復雷震攝天根巽
風觀月窟

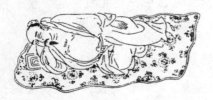

图4-311 杜胜真阴阳复姤

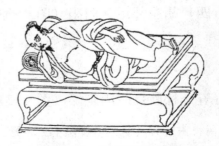

图4-312 王龙图静养火候

（七）康南岩守炉鼎（图 4-313）

乾宫真阳谓之鼎，坤宫真土谓之炉，鼎在乾宫铸，炉因坤土包，身心端正后，炉鼎自坚牢。

（八）张怡堂炼成灵宝（图 4-314）

万神不散为之灵，一念常存为之宝，自存身中宝，施之便有灵，诚能含蓄得，放出大光明。

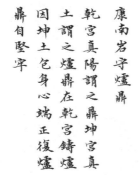
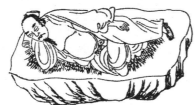
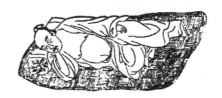

图 4-313　康南岩守炉鼎　　　　图 4-314　张怡堂炼成灵宝

（九）张玄玄牢拴猿马（图 4-315）

揩摩心地为之沐，洗涤尘垢为之浴，要得狂猿伏，先将劣马擒，纤毫尘不染，神气合乎心。

（十）彭懒翁收放丹枢（图 4-316）

入希夷门为之收，出离迷境为之放，亘古灵童子，神功妙莫量，放之弥法界，收则黍珠藏。

（十一）谭自然廓然灵通（图 4-317）

悟本知源为之灵，廓然无碍为之通，识破娘生面，都无佛与仙，廓然元不碍，任取海成田。

(十二) 喻一阳出离生死 （图4-318）

出离生死为之了，得道飞升为之当，打破鸿濛窍，方之知象帝先，只斯为了当，如是大罗仙。

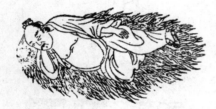

张玄玄牢拴猿马
指摩心地为之沐洗滁尘
垢为之浴更得狂猿伏先
将为马擒纤毫尘不染神
气合乎心

图4-315　张玄玄牢拴猿马

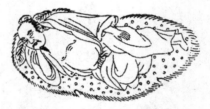

彭懒翁收放丹枢
入希夷门为之收出离送
境为之放亘古灵童子神
功妙莫量放之弥法界收
则泰珠藏

图4-316　彭懒翁收放丹枢

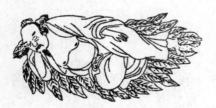

谭自然廓然灵通
悟本知源为之灵廓然无
碍为之通识破娘生面都
无佛与儒廓然无不碍任
取海成田

图4-317　谭自然廓然灵通

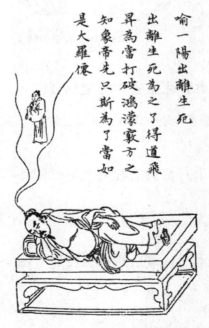

喻一阳出离生死
出离生死为之了得道飞
升为当打破鸿濛窍方之
知象帝先只斯为了当如
是大罗仙

图4-318　喻一阳出离生死